復刻 昭和二十年八月 食生活指針

敗戦を生き抜いた知恵

昭和二十年八月 静岡県作成

解題執筆 今村純子・豊川裕之・田村真八郎・福場博保・松下幸子

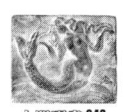

人間選書240

『昭和二十年八月　食生活指針　静岡県』復刻・出版の経緯

一、本書（原題『昭和二十年八月　食生活指針　静岡県』、一七九頁写真参照）の復刻・出版については、農林業おもしろ探検隊「のらり会」から提案され、執筆者である静岡県（所轄・静岡県庁私学文書管理室）の許可をえた。

二、出版にあたっては、次の方々に各専門分野からの解題をお願いした。

今村　純子氏（本書の原本の発見者で「のらり会」会員、元静岡県生活専門技術員）

豊川　裕之氏（公衆衛生学者。元東邦大学医学部教授、現・東京栄養食糧専門学校特別顧問）

田村真八郎氏（食品学者。元農水省食品総合研究所長、現・農林漁業金融公庫技術参与）

福場　博保氏（栄養学者。現・昭和女子大学学長）

松下　幸子氏（江戸時代の食文化研究者。千葉大学名誉教授）

三、全体にわたる編集は農文協書籍編集部が行なった。

（農文協書籍編集部）

凡例

『昭和二十年八月　食生活指針　静岡県』を「人間選書」の一冊として収録するに当たり、次の方針によって編集・復刻した。

一、「常用漢字表」に掲げられている漢字は、これを用いた。

二、仮名遣いは、現代仮名遣いにした。

三、難読と思われる漢字には、適宜、ルビをふった。

四、読みやすさを考慮して、適宜、読点と中点を補った。

五、本文は複数の執筆者によって書かれたと思われ、編集も綿密に行なわれていないことを踏まえ、次の原則にしたがって原文に手を加えた。

①漢字で表わされた代名詞・副詞・接続詞、助詞、接尾語等については適宜、平仮名に改めた。

②送り仮名については、『新しい常用漢字の書き表し方』収載の「送り仮名の付け方」に準拠して、全体として統一した。

③表記が平仮名、片仮名など混在するものは統一した。〈例〉すいとん・スイトン→すいとん、はと麦・ハトムギ→はと麦、たく・炊く→炊く、ゆでる・茹でる→茹でる

④作物・植物名の表記は、編集部で統一案を作り、それに準拠して統一した。〈例〉胡麻→ごま、胡瓜→きゅうり、甘藷→さつまいも

⑤単位は尺貫法（升・合、尺・寸・分・厘、貫・匁等）の表記はそのままとし、メートル法の表記は片仮名にした。〈例〉米→メートル、糎→センチ、瓩→キロ、立→リットル。

⑥章・節等の見出しは体裁とランクを整え、それによって目次を作成した。

六、原文でわかりにくいところには、適宜、編集部の注を（　）内に補った。〈例〉「初めの一二〇度（編集部注、摂氏三五度）くらいより順次高温とする」

七、明らかな誤記・誤植は訂正した。

目次

緒　言……24
一、主食および代用食……27
(一) 玄米飯の炊き方　27
(二) 玄米粉の利用　29
1 即席玄米餅　29
2 即席玄米雑炊　30
3 煎り玄米粉　30
(三) 大　麦　30
(四) 小　麦　31
すいとん、即席すいとん　31／うどん　31／パン種々　31／小麦団子　31
(五) はと麦の食べ方　32
1 はと麦の精白法　32
2 米と混食　32
3 はと麦のもやし　33

(六) 高粱《こうりゃん》の食法 33
1 米と混食 33
2 団子、すいとん 33
3 高 粱 粥 34
4 高粱煎餅 34
(七) とうもろこしの食法 35
1 製 粉 35
2 米と混炊 35
3 とうもろこし粥 35
4 はぜとうもろこし 36
5 とうもろこし団子 36
6 とうもろこし餅 36
7 とうもろこしの味噌・醤油の原料 36
(八) 大 豆 36
1 大 豆 粉 37
2 打 豆 37

3 呉　汁　38
4 豆もやし　38
5 配給大豆の利用例　38
6 簡易豆腐の製造法　40
7 豆乳の製法　41
8 糸引納豆の作り方　41
9 豆とじゃがいもの煮込み　42
10 豆と野菜の煮物　42
11 海水利用の簡易豆腐の製造　42
12 黄粉の利用法　43
(九) そ　ば　43
1 手打そば　44
2 そばがき　44
3 そば米の作り方　45
4 さつまいも入りそば練り　45
5 そばの嫩葉　45

（一〇）ひえ・あわ・きびの食法　46
1　ひ　え　46
2　きび、あわ　47
（一一）さつまいも　47
1　いも類の栄養価　48
2　配給の食用粉の栄養価　48
3　さつまいもの食法　49
(1)　千切干の混炊　49
(2)　藷常食地方の例　49
(3)　生藷の混炊　49
(4)　さつまいものたぬき汁　49
(5)　さつまいもおはぎ　50
(6)　さつまいも餅　50
(7)　さつまいも汁　50
(8)　藷　粥　50
(9)　飯入り藷餅　50

(10) さつまいもパン 51
(11) さつまいも味噌の作り方 51
(12) 田楽および餡餅 51
(13) さつまいも粉利用 51
(14) さつまいも葉の食べ方 52

(二) じゃがいも 54

1 調理上の創意 54
2 調　理 55
(1) 塩茹で 55
(2) 粉吹き薯 55
(3) 薯煎餅 55
(4) じゃがいも混飯 55
(5) 干じゃがいも 56
(6) じゃがいも米 56
(7) じゃがいもの漬物 56
糠味噌漬け 56／粕漬け 57

(8) じゃがいも味噌の作り方 57
(一三) かぼちゃ 57
1 主食としての調理法 57
(1) 蒸しかぼちゃ 57
(2) かぼちゃ飯 57
(3) かぼちゃ雑炊 58
(4) かぼちゃ団子 58
(5) かぼちゃ入り蒸しパン 58
(6) かぼちゃ汁粉 58
2 副食物としての調理法 59
(1) 汁 物 59
(2) 煮 物 59
(3) 揚げ物 59
(4) 和え物 59
(5) 酢の物 59
(6) 漬 物 60

(7) 花　60
(8) 種　子　60
3　甘味料としての調理　60
(1) 干かぼちゃ　60

二、未利用食糧資源……61

(一) 瀬粉資源　61
1　どんぐり類　61
2　種実の処理法　62
3　ぶ　な　62
4　はしばみ　63
5　と　ち　63
6　とち澱粉　64
7　と　ち　米　64
8　とち加工用豆麹　64
9　なら麹の製法　64

10 とち、なら味噌の配分量 65
11 くるみ 65
12 いちょう 66
13 かや 66
14 葛の利用法 66
澱粉の製法 66
15 わらび澱粉の作り方 67
16 山芋 67
17 からすうりの澱粉 68
18 ゆりの利用 68
(二) 蛋白資源 69
1 いなご 69
2 たにし 69
3 その他 69
(三) ビタミン質 70
1 山野草 70

(1) 人家の周辺にある食用野草 70
かたばみ 70／ぎぼうし 71／つわぶき 71／やぶかんぞう 72／どくだみ 73／ゆきのした 73／けいとう 74／けし 74／すべりひゆ 75
(2) 郊外の路傍に見る食用野草 75
たびらこ 75／なずな 76／たねつけばな 76／つくし 77／よめな 77／おばこ 78／よもぎ 78／げんげ 79／たんぽぽ 80／いたどり 81／ぎしぎし 81／あざみ 82／のげし 83／のぼろぎく 83／にがな 84／じしばり 84／ははこぐさ 85／からすのえんどう 85／せり 86／おらんだがらし 87／はこべ 87／いぬびゆ 88／いのこずち 89／つゆくさ 89／みぞそば 90／じゅずだま 90／よし 91／かわちしゃ 92
(3) 山間部に見られる食用野草 92
あかざ 92／いらくさ 93／くわ 94／われもこう 94／おみなえし 95／のびる 95／やまごぼう 96／やまゆり 96／くず 97／わらび 98／くさぎ 99／からすむぎ 99／かわらけつめい 100
(4) 河沼、海岸付近に見られる食用野草 100
はまえんどう 100／はまぼうふう 101／あしたば 101／おもだか 102／じゅん

さい 103／ひし 103
(5) 屑柿の利用――柿酢製造 104
三、野菜の利用加工……105
(一) 野菜・果物・茶殻の利用 105
1 大根菜 105
2 にんじんの葉 106
3 じゃがいも 106
4 さつまいも 107
5 かぼちゃ 107
6 なす 108
7 みかんの皮 108
8 りんご 108
9 食料としての茶殻 109
10 茹で方 109
(二) 乾燥野菜 112

1　乾燥野菜の利点　113
(1)　重量の軽減　113
(2)　容量の軽減　114
2　乾燥の意味　114
3　乾燥野菜の食品的価値　115
4　乾燥野菜の製法　115
材料の選択　115／洗浄　116／切り方　116／前処理　116／熱湯処理の時間　117／冷却操作　117／仕上げ　119／保存法　119
5　根　菜　類　119
乾燥の温度と時間　120
6　葉　菜　類　120
熱湯処理時間　120／乾燥時間と温度　121／乾燥野菜の還元　121／還元時間　121／天日乾燥　121／天日乾燥の欠点　122
7　野菜別の乾燥法　122
にんじん　122／じゃがいも　122／キャベツ　122／ほうれんそう　122／かぼちゃ　122／瓜類　123／なす　123／じゃがいも　123／にんじん　123／たまねぎ　123／甘

藍　124／ほうれんそう　124／菜豆　124／トマト　124／かぼちゃ　124／食茸類　125／里芋、八頭　125／大根　125／干たけのこの製法　125／干ふき　125／干ぜんまい（干わらび）　126／ごぼう　126／たまねぎ　126／さつまいもの生切り干し　126
四、漬　物……128
(一)野　菜　128
1　一夜漬けまたは刻み漬け　128
2　菜　漬　け　130
3　糠味噌漬け　130
4　なす塩漬け　132
5　菜塩漬け　132
6　沢庵漬け　132
普通沢庵漬け　132／塩押し沢庵　133
(二)肉　類　134
1　塩　蔵　法　134

2 味噌漬け 134
3 豚肉の塩蔵 134
(三) 魚類 135
1 鯖の塩蔵 135
2 鰯の塩蔵 135
五、食用海藻 …… 136
(一) 食用緑藻類 136
1 あおさ 136
2 あおのり 137
3 みる 137
(二) 食用褐藻類 138
1 はばのり 138
2 かやものり 138
3 もずく 139
4 こんぶ類 139

わかめ　140／あらめ　140／かじめ　140／ひじき　141／ほんだわら　141
(三) 食用紅藻類　141
1　てんぐさ　142
2　おごのり　142
3　とさかのり　142
4　つのまた　143
5　あまのり　143
六、甘味食料……145
(一) 蜂　蜜　145
(二) 水　飴　145
1　麦芽の作り方　146
2　水飴の製造　147
3　甘　酒　148
(1) 柿の干皮　148
(2) 干かぼちゃ　148

(3) とうもろこし茹で汁 148
(4) りんご、梨の搾汁を濃縮する 148
(5) 甘草、にんじん 148
七、油脂食料 …… 149
(一) 菜種の搾油法 149
(二) ご ま 150
(三) 椿 油 150
(四) 落花生、オリーブ油等 151
八、香辛料 …… 152
(一) しょうが 152
1 しょうがの梅酢漬け 152
2 しょうがの糠味噌漬け 152
3 味噌漬け 152
4 葉の利用 153

(二) とうがらし 153
1 葉とうがらしの煮つけ 153
2 葉とうがらしの油炒り 153
3 田 楽 153
4 油 炒 り 153
5 塩漬け、麹漬け 153
(三) し そ 153
1 しそ巻き 154
2 梅干着色 154
3 梅のしそ巻き 154
4 し そ 飯 154
(四) 山 椒 154
1 葉の煮つけ、味噌煮 154
2 嫩実の塩漬け、味噌漬け 154
3 味噌汁の薬味 154
4 若芽の二杯酢、三杯酢 154

（五）ゆずの皮、みかんの皮　155
（六）わさび　155
九、その他の栄養材……156
（一）海草類　156
（二）やつめうなぎ　156
（三）卵、動物の肝臓　157
（四）粉茶　157
十、家庭蔬菜の栽培……158
（一）蔬菜栽培の場所　158
（二）蔬菜の輪作と連作　159
（三）蔬菜の肥料　161
（四）蔬菜栽培一覧　163
十一、自給塩の造り方……168

（一）家庭や隣組に適した小仕掛な方法　168
1　掛水式採鹹法　168
2　揚水式採鹹法　169
（二）学校や村や水産業会などで共同して大規模に自給用塩を造る方法　171
1　掛水式および揚水式採鹹法　171
2　流下式採鹹法（砂層貫流式採鹹法）　171
3　鹹水を煮詰めて塩を造る方法　172
4　塩分の利用と塩の節約　173
終　言……175
【解　題】昭和二十年からのメッセージをどう読むか
『昭和二十年　食生活指針』が示唆するもの……今村　純子　178
乏しくも健気な時代の『食生活指針』――これを如何に活かすか――……豊川　裕之　193
現代の食生活に引きつけての辛口の感想……田村真八郎　202
為政者の反省材料としての『食生活指針』……福場　博保　217
終戦直後の食生活――私の食事記録から――……松下　幸子　227

昭和二十年八月

食生活指針

静岡県

緒　言

過去四年間、戦いつづけてきた大東亜戦争も　天皇陛下の国体護持の御信念と国民愛撫の大御心《おおみこころ》と、更に永世の為に太平を開かせ給《たま》わんとの優渥《ゆうあく》なる思召《おぼしめし》により、聖断を垂れさせ給い遂に終結を告げることになりました。

私はラジオを通して、至尊の玉音を庁員とともに謹聴致しまして、我等一億国民の努力足らずして事茲《ここ》に至り、宸襟《しんきん》を悩まし奉《たてまつ》りました自責の涙がこみ上げてただただ恐懼《きょうく》申上げるのみでありました。

詔書に仰せらるる通り、今後我が国のうくべき苦難の道、耐乏の生活は尋常ならざるものがありましょうが、我等は承詔必謹《しょうしょうひっきん》、過去一切の因習と偏見とを清算して平和的道義国家建設の為、あらゆる難関を克服突破して、聖旨に応え奉るべきであります。

さて、戦後復興の問題は極めて複雑多岐でありますが特に国民生活の安定上食糧の問題は頗《すこぶ》る緊切《きんせつ》なるものであります。

惟《おも》うに我が国の食糧事情は、戦争の継続と共に逐年困難なる状態に進みつつありましたが、挙国一体異常なる努力により極力自給体勢の強化に邁進《まいしん》して来ました。本県亦鋭意主要食糧の増産に或は開墾、開畑等による耕地の拡張、土地改良、綜合作付の計画指導、雑穀、諸類の増産、永年作物の転換、栽培技術の指導等種々施策励行と共に一方農業者の並々ならぬ努力に依《よ》り着々と成果を挙げるに至りましたが尚楽観を許さざる状態を辿《たど》りつつ今日に至りました。

然るに今回の終戦に伴いまして、軍隊、工員等の復員、戦災に依る保有食糧の喪失等により食糧事情は一層困難な状況に立ち至りますことを覚悟しなければならないと思います。然しこれは、敗戦と云う現実によって必然的に受けねばならぬ試練であります。この試練をのり越えてこそ民族の繁栄も、国家の発展も羸《か》ち得ることが出来ると信じます。戦争が終ったから楽な生活が出来るだろうなどという安易な心持は捨て、冷厳なる現実の中に食生活の基礎を確固たらしめねばなりません。独乙《ドイツ》、伊太利《イタリア》の戦後の食糧事情を見ても総ての道義は食糧難から破壊せられています。一粒の米麦も民族維持の為に捧げねばなりません。これこそ我々の責務であります。

本県に於ても此の際一層耕地の拡張に、生産技術の改善に鋭意努力し、主食並に代用食の粉食奨励のため既に製粉工場も操業を開始致しました。

県民各位も従来の如く主食を米麦にのみ依存することなく代用食、粉食等を併用し更に未利用食糧資源の活用を図り、食糧の不足を補う等創意と工夫をこらし進んで科学的、経済的、衛生的の調理法を考案し更に栄養消化、吸収等の実用科学方面に配意をめぐらし新しき食生活道を確立し、剛健明朗な新生活の樹立こそ刻下の急務でありますから、全県一丸となり努力と叡智とを以て一刻も早くこれが解決を致したいものであります。

「衣食足りて礼節を知る」と云う古語もある通り一切の社会生活も、道義も、文化の発展も総ては生活の安定から出発するものでありますから「食」の問題を各自が敬虔な気持、真剣な態度とを以て研究し実践することこそ新興日本建設への我々の務めであると言うも過言ではありますまい。

茲《ここ》に戦い終結と大詔《たいしょう》奉戴《ほうたい》の限りなき感激の裡《うち》に現在並に将来の本県食糧事情に思いを致し食生活の確立を促し併せて之が参考に資せんがため、今回「食生活指針」の編纂配布を企てた次第であります。之に依り幾分でも県民の食生活改善に裨益《ひえき》するところがありますれば望外の幸であります。

切に県民各位の自重《じちょう》加餐《かさん》を念ずる次第であります。

昭和二十年八月十五日　大詔を拝して

静岡県知事　菊池　盛登

一、主食および代用食

（一）玄米飯の炊き方

国策炊き　玄米でも七分搗《つ》きでも同様、米を水に漬け、浮き上がった塵を流す程度にして笊《ざる》にあげて、水を切らずにそのままちょうど二〇時間おいて炊き出す。この間に充分に水を吸った米は成分を最高度に膨脹させるのである。

たとえば、夕方四時に火をつける家庭では前日の夜八時に、朝の五時に焚きつける場合は前日の朝九時にはもう米を洗って仕度をして置くのである。水加減は玄米一升に水一升八合くらいとする。軟らかく炊こうとすれば水量を増すこと。

炊く場合、蓋《ふた》の仕方は水蒸気の漏れない様に蓋をしてその上に重石をするがよい。火は最初は強火として炊くが、沸騰してふきこぼれそうになったら竈《かまど》の火を引き二分の一程度を、木炭で七輪のときは炭二ツ三ツを残して竈の戸を締め切り、竈の中をほとほとした暖か味を持たせたまま、五〇分以上釜を掛けはなしにしておく。

最後に釜の下ろし際に、ほっこりした御飯の味を一層生かすために新聞紙一枚くらいを燃やす。この炊き方で二割以上増えることは間違いなしで、この米を磨《と》がずに炊き込んで五〇分以上置く方法は国策炊と言う名称で、本県菊池知事が四年ほど前から大阪方面で盛んに用いられて来たが、さらにこれに付け加えて二〇時間米を水に浸すことによって一層よい効果をあげている。

ようするに、玄米飯は炊くには時間がかかるが、燃料はあまり多くを要さない。

玄米は急に炊けない欠点があるが、栄養価から言えば非常に価値のあることはよく知られている。

玄米は一〇〇度（摂氏）沸騰点に達すると糊化して、水さえあれば徐々に水を吸収していくらでも膨脹する。この時はもう火力は不用である。だから一度沸騰すれば火より降ろしてもよい。そして充分膨脹してからもう一度仕上げ炊きをする。これは水分を発散させるためである。すなわち釜の底周囲の水をみな蒸発させる。前夜仕掛けておいて沸騰して置いたものは、朝、蓋を取ってみて軟らかくなっていれば、そのまま仕上げ炊きをしてよい。もし硬ければ水を加えて仕上げ炊きをする。

玄米を早く炊き上らせるためと、玄米の栄養上の欠点を補う意味で大根を入れて炊くとよい。大根を縦一分五厘くらいの厚さの短冊に切り、これをまた一分五厘くらいの幅にきざみこみ、適宜に一分～一分五厘くらいの長さにきざむと米粒の二倍くらいの大きさの大根のさいの目ができる。

玄米一升、さいの目大根、玄米の二割五分くらい、水加減一升七合くらい。大根と玄米とをよく混ぜ、強火で炊く。

玄米飯はできるだけよく噛んで食べることである。口の中で噛んで無くなってしまってから次の飯を口に入れる。この際お茶づけにしたり、味噌汁と一緒にのみこんだりしてはならない。

(二) 玄米粉の利用

米は粒食よりも粉食の方が効果的であるが、永い伝統を持つ我等の食生活は一朝にして切り替えることは困難である。玄米粉は玄米を三、四時間くらい水に漬けてから日に乾かして、生乾きの時、石臼か臼でついて粉とするが、この玄米の生粉は消化がよくないから調理して食べることが必要である。

1 即席玄米餅

鍋に沸騰せる水を弱火に当てて生玄米粉を少量ずつ加えて練り、適当の硬さになった時火を止めて、好みの調味剤を加えて食べる。

丸めて黄粉をつけて黄粉餅としたり、安倍川、ごま塩餅として食べる。

2　即席玄米雑炊

鍋に根菜類野菜を入れ、味噌汁を煮立ててこの中に少しずつ玄米粉を入れて適当の硬さに練り上げる。

3　煎り玄米粉

玄米を煎り、これを粉にして普通の副食物を作り、主食として食べている地方もある。煎った玄米を水または湯に入れて充分水を吸い軟らかくなったところを食べてもよい。これは携帯にも便利で消化もよい。

(三)　大　麦

大麦は普通、精麦したものを丸麦あるいは挽割麦《ひきわりむぎ》、押麦（平麦、押割麦）として利用せらる。

麦は、初め水を多くして一度煮て、充分煮えてから米とともに炊き上ぐ。この場合、煮た水を捨てずに利用することがよい。挽割麦は、最初四～五時間水に漬けて充分水を吸収させてから米とともに炊く方法とがある。

食品としての熱量

品　名	蛋白質	脂肪質	含水炭素	カロリー
大麦	11.3	2.1	65.5	334
裸麦	10.3	2.3	69.4	348
挽割麦	9.6	0.3	73.2	348
香煎	7.4	3.3	68.5	342
麦餅	3.8	0.2	18.7	94
米麦飯 白米7麦3	3.3	0.1	29.2	134
米飯	3.2	0.05	32.3	146

（100g 当たり g）

(四) 小 麦

小麦は、近時需要が著しく増加し、搗精して米麦、雑穀と混炊し、あるいは製粉して饂飩《うどん》、パン、団子、すいとん、天麩羅《てんぷら》、蒲鉾《かまぼこ》、醬油、味噌の原料、香煎等、食品的価値は高い。

製　粉

製粉の一〇時間前くらいに、一俵に対し水七合～一升を散布し、攪拌し莚《むしろ》を覆って湿気を一様にする。次に製粉機にて挽砕き、篩《ふるい》別する。製粉歩合は六〇～七〇％くらいである。

利 用 法

①すいとん、即席すいとん

熱湯さえあれば簡単にできます。小麦粉を熱湯でよく溶いて丸め、熱湯に醬油を滴《たら》した中に浮かす。お汁を味噌味に仕立て、野菜物を入れれば一層美味《おい》しい。

②うどん

③パン種々

④小麦団子

残飯があるが、家中の者が食べるには足りないという時に大変よいもので、茶碗一杯の御飯に同量の小麦粉を入れ、よくこね適宜に分けて団子にまるめ蒸しあげる。また少し水を入れて軟らかにこね、フライパンで焼いてもよく、これに甘味噌や甘醤油をかけて食べる。

なお、団子の中に野菜や魚粉を入れると栄養価の上からいってもよく、味もずっとよくなる。

(五) はと麦の食べ方

はと麦の食法には、粒のまま御飯にするか、粉にして飴《あめ》、煎餅《せんべい》その他色々の利用法があるが、主要食糧の補助食糧としてできるだけ粒食として利用したい。子供、病人等に与える牛乳が不足している時は、はと麦を重湯《おもゆ》にして飲ませると牛乳に匹敵する価値がある。はと麦二合に水二升をもってトロ火で五合ほどに煎じて、これを牛乳代用にする。

1　はと麦の精白法

はと麦は脂肪を含んでいるから、そのまま精米機にかけるとギシばんで外殻薄皮を除くことが困難であるから、この場合籾殻を一臼に対して五合～一升くらい入れるとよい。外殻がくだけたならば篩《ふるい》にて選別して利用する。

2　米と混食

普通に使用するには米の一～二割程度混用するとよく、米とともに炊くか麦使用の様に、あらかじめ、えまして使用するもよい。

その他、製粉（充分乾燥したものを殻のまま製粉機にて細粉する）して麺類、パン類に利用する。

麺、パン等に使用する場合は単独にても、小麦粉に混用するもよく、単用すると舌触《したざわ》りのよい食味のあるものができる。

また、粉にしたものを水で練り、団子にして味噌汁の中にすいとんのように入れて食べるとよい。

3 はと麦のもやし

はと麦のもやしを作り、これで飴を作ると非常に甘い水飴ができる。

（六） 高梁の食法

高梁《こうりゃん》は渋味が多いため、一昼夜くらい水に浸してタンニンを除くことが必要で、この場合たびたび水を取り替えることが肝要である。渋味を除いたものを飯とともに炊くか、あるいは粉にして利用する。

1 米と混食

高梁を前述のように水に浸したものを一度煮立てておき、それを米とともに炊く。

2 団子、すいとん

水に浸して渋味を除きたるものを乾燥し製粉となし、団子として味噌汁の中に入れるか野菜物とともにすいとんとして利用する。

3 高粱粥

材料は高粱一合、小豆一勺、水三合五勺、塩一匁としてまず高粱、小豆を洗い、浸水すること前述通りにする。

釜に水を入れ一沸《わか》しし、先きに小豆を入れまた沸したる後、高粱を加え、さらに沸騰したる時、火はそのまま焚くのを止めて大きな燃え木を除く。一時間位余熱を利用して充分むらす。食べる時は塩味をつけて食べる。

高粱、小豆が一粒一粒完全に花が開いたようになっている時は美味なり。

4 高粱煎餅《こうりゃんせんべい》

材料　高粱粉一合五勺、大豆三勺

大豆は浸水（一昼夜）後、石臼にて水挽きすること。豆腐の如くにし、これに高粱粉を加えてドロドロとし、匙《さじ》ですくって落としてわずかにあとのつくほどの軟らかさとす。

フライパンまたは鉄板に火を掛け、火力の定まりたる時、先の汁を匙で一匙、油を敷きたるフライパン、鉄板上に流し、なるべく薄くのばしながら焼く。成品は薄いほどよく、厚いと水っぽくなる。高粱の食法中、美味なるものの優なり。

（七）とうもろこしの食法

とうもろこしは、未熟なものは焼くか茹《ゆ》でて補助食糧とするか、あるいは充分成熟させて、粗粉または細粉として利用する。粉末とすれば不消化の表皮が除かれ量も増し、効果的の処理法なり。

1 製　粉

充分成熟したものを穂より種子を取りちょっと水浸して、石臼または製粉機をもって粗粉または細粉とするが、この際皮を吹き飛ばして去ることが必要である。

2 米と混炊

米の一割半くらいの粗挽《あらびき》とうもろこし粉を混ぜて炊きこむ。

3 とうもろこし粥

とうもろこしは、ちょっと水浸して粗挽きし、皮を去って粉と同量の水で溶かし、別に粉の二倍の水に塩を少し加えて沸騰させ、その中へ溶いたとうもろこし粉を少量ずつ入れながら、しゃもじでかき回し、一度煮立ったら火を弱めて二〇分ほどそのままにして置く。時々かき回して焦《こ》げつかぬようにする。これを飯の替りに、どろっとした野菜やカレー汁を作って温かいうちに掛けて食べる。

黄粉をかけて食べてもよい。流し箱にこれを流し込んで暫時おくと冷めて固まるから、これを適宜に切って食用粉を軽くまぶして少量の油を敷いたフライパンで両面を焼いてパンのようにして食べる。

4　はぜとうもろこし

とうもろこしをちょっと水に浸し、笊《ざる》にあげて水を切り、煎り鍋にて煎り花のように煎り、開いたならば取り出し、米とともに炊いて食する。また煎りたるものをそのまま食するもよい。

5　とうもろこし団子

とうもろこし団子は、まず粉を湯または水にて練り、小さく切って茹《ゆ》でるか蒸して、醤油または黄粉をつけて食す。あるいは蒸したものを搗いて餅として食す。

6　とうもろこし餅

粉を単独または小麦粉、そば粉、さつまいも粉と混ぜ、これを湯または水にて固めに練り、蒸して搗いて餅とする。

7　とうもろこしの味噌・醤油の原料

荒粉として麦麹、大豆等と混合した麹となし、味噌・醤油の原料とする。

(八)　大　豆

交通不便な山間地方においては、昔は唯一の蛋白給源として国民保健に役立ってきたのは大豆加工品である。味噌汁は田舎の牛乳とも称せられ、我が国民保健に偉大な効果をおよぼしてきた。

しかしながら、大豆はそのまま米と混合して炊いたのでは半分も消化されないから、大豆はあくまでも加工して食用とせなければならん。

大豆は水洗いして後、米とともに炊いたのでは消化、栄養ともに悪く、大豆を一〇〇として消化率五〇、栄養率四九となり、半分以上排泄する。一五〇度の熱を加えて煎り（煎り鍋にやや量を多く入れて蓋をしてむらし、一ケ所が焦げぬようにかき回して煎り、中が茶色になるように煎る）、これを五～六時間水に浸し、充分ふくらんだものを米と混炊した場合は消化率八〇、栄養率七八となる。また、豆腐に加工すると一〇〇の大豆から、豆腐になる成分は六〇で消化率九五、栄養率五七となる。副産物卯の花（編集部注、おからのこと）から栄養率二三を吸収するから、結局八〇の栄養率となる。

納豆として利用すれば消化率八五、栄養率七七となる。また、味噌として食べると細菌によって皮が溶け、消化、栄養ともによろしい。味噌汁を沢山飲むと満腹感を覚え、腹持ちがよくなる。

大豆はそのまま利用するよりも、創意と工夫を凝《こら》していくことが望ましい。

1 大豆粉

煎り大豆を石臼で粉末とし、団子、すいとん、蒸しパン、卯の花もどきを作って食べる。

2 打豆

大豆を一昼夜くらい水に浸して置き、濡れ布巾に包んでこれを金づち等で叩いて圧平する。これを乾燥貯蔵しておき、必要に応じて飯に炊き込む。

3　呉　汁

一晩大豆を水に浸して置き、これを擂《す》り潰《つぶ》して味噌汁に入れる。

4　豆もやし

一斗樽に大豆七合くらい、摂氏一八度くらいの水を豆の二倍半入れ、菰《こも》で包み保温し、豆が二倍半くらいに膨れたら水を捨て、菰で包んで八時間くらい経過したら豆の浸るくらい水を入れ、暫時にして水を切り、これを四日間くらい繰り返すと、もやしは三～四寸になる。あるいは充分水を吸収したものを蒔いて、三～四寸に伸びた時利用する。

5　配給大豆の利用例

一日の配給量は二合一勺だから、一食分は七勺の大豆混合米と配給味噌の一日分（二二・五グラム）とで味噌をつくると、約七〇グラムの白味噌が得られる。相当濃厚な味噌汁が五椀食べられる。この白味噌は米が多く塩が少ないから甘味があり、毎日五椀くらい食べられる。

ところで味噌に使った残りの配給米一合四勺では茶碗にもって四杯しかないから、次の献立をつくってみた。

	朝	昼	晩
飯	○	二杯	二杯
味噌汁	三椀	○	二椀

朝晩は味噌汁三杯《ママ》であるから、野菜、野草、じゃがいも、菜、豆、さつまいも葉、かぼちゃ、かぼちゃの葉、花等手に入れ得るものを入れて食べる。

充分満腹感が得られ、腹持ちもよくなる。

飯もできるだけじゃがいも、さつまいも、野草等を入れ混炊したい。

白味噌の造り方は、一人当たり、一〇日間の原料として

米三合、大豆四合、配給味噌二二五グラム、食塩二勺（二五グラム）

まず米三合を一昼夜水に浸して蒸し、これを菓子の折箱くらいの適当な箱に移して体温くらいに冷めたら、ただちに種麹を茶匙一杯くらい入れてよく混合し、厚さ一寸くらいに平にして濡れ布巾で覆い、石油箱に入れて置き、一〇時間ごとに二回ほど攪拌すると白い菌糸が繁殖して、三～四日後には青緑色を呈して味噌麹ができる。寒い時はコタツに入れるか、二〇ワットの電球をつるして蒲団をかぶせて置くと、三〇度内外の温度を保つ。

次に大豆四合を一昼夜水に浸して軟らかく煮て笊《ざる》で水を切り、体温くらいに冷めたら摺鉢で三分の一くらいの大豆にすりつぶし、これに味噌麹を入れてよく混合して大豆の煮汁二合くらいに食塩二勺と配給味噌六〇匁（二五〇グラム）を溶かした汁を摺鉢に注ぎ、よく練り混ぜドンブリ鉢につめて置くと、五～七日くらいで美味な白味噌ができあがる。

これをさらに石油箱くらいの中に入れて蒲団を覆《かぶ》せて置くと、四～五日目には食べられるように促

成される。

この味噌は食塩が少ないために、夏は二週間以上も置くと酸味を持って来るから、一度に多く造らないこと。食塩は一日配給量六五グラムとすると、これに二・五グラム使ってもよいこととなる。自家製塩をして塩に余裕があれば、塩の量を増せば永く貯蔵ができ、使用することができる。

6　簡易豆腐の製造法

①大豆の水洗い　大豆を丁寧に水洗いする。
②浸漬　大豆を浸水する程度は気温によって異なるも、夏季は一〇時間くらい、冬季は一昼夜くらい浸漬する。また、寒気の強い時は微温湯を注加する。
③磨砕　浸漬した大豆は石臼にて磨砕して白粥状とするが、この時五倍くらいの水を加えて磨砕する。
④煮熟　豆腐（編集部注、豆乳のこと）に二～三倍の水を加えて希薄とし釜に入れて蓋をなし、とろ火にて沸騰せしめ、焦付かぬように煮熟する。
⑤泡消剤　豆腐を加熱煮沸すると盛んに泡沫が発生する。これを消すには泡消剤（貝灰に種油を加えてよく混合したもの）をヘラの先につけて攪拌する。煮沸すること三、四〇分。
⑥搾汁　煮沸した豆腐を搾袋に入れて軽く搾り、しこうして袋に残った粕はさらに釜に入れて水を加えて再び煮沸し袋に入れ、桶に木の簀子《すのこ》を渡してその上に圧搾し、搾汁の二液をよく攪拌、混合す

る。

⑦苦汁《にがり》を加えて凝固せしむ　豆乳に加える苦塩汁《にがり》の量は約一〇〇分の二くらいである。これを三回に分けて加え、よく攪拌する。この場合苦汁の量の多過ぎる時はかえって凝固しないし、また少ないと上部の方は凝《かた》まらないで下の方のみ凝まる。充分攪拌したならばしばらく静置して凝固せしめ、後、四隅に小孔のある箱を用意し綿布を敷き、その中に凝固した豆乳を入れ布の四端を折ってその上部を覆い、押蓋をして適当の圧石《おもし》を載せて徐々に圧搾を加え凝固させる。大体の大きさに切り、清水中に三時間くらい置き、苦汁を除いて用うる。生産歩合は大豆一升から一二丁くらいの豆腐が得らる。

7　豆乳の製法

大豆を一昼夜水に浸《つ》けて柔軟膨大したるものを石臼で水を滴下しながら磨潰《まかい》する。簡単には擂鉢、手回し粉砕機で磨潰する。水は豆の六〜七割を用う。乳状にするから容積は浸豆《ひたしまめ》の三倍くらいになる。これを釜で煮る。この場合泡立ってこぼれそうになったら貝灰、油を少量滴下する。約二〇分くらい煮たなら木綿の袋に汲み入れ、圧搾して豆乳を得る。おおよそ浸豆の二倍くらいの豆乳が得られる。

8　糸引納豆の作り方

大豆をちょっと浸水しておき、これを三〜四時間煮る。これを二時間くらい後熟させせ、一四〇度（C八〇度）（編集部注、華氏の一四〇度は摂氏では四五度）くらいになったなら納豆菌を散布し、あらかじめ作っておいた藁苞《わらつと》（直径一寸くらい）に詰めるか、あるいは折箱の下底に藁を湯で湿《しめ》し薄く敷いた上に、七～八分の厚さに煮豆を入れさらに切藁を並べ、前同様に豆を入れ蓋をする。これ等の藁苞や折箱を数箇集めて木箱に収めて保温する。かくして温度を一一〇から一三〇度くらい（編集部注、摂氏二九～四〇度）にして置くと、二〇時間くらいで納豆菌が繁殖するから取り出し、二～三時間後熟させると消化のよいものができる。保温方法は炬燵《こたつ》または戸棚、その他簡易な施設をする。

9　豆とじゃがいもの煮込み

ふやかして砕磨《さいま》した豆をちょっと下煮した中に、煮ころがしのように切ったじゃがいもを入れ、薄い塩味を付けて食べる。豆はから煎りしたものを使うと一層軟らかくなる。

10　豆と野菜の煮物

豆をふやかして石臼等で摺り砕いた豆を、下煮した野菜物の中に入れて塩味を付けて食べる。

11　海水利用の簡易豆腐の製造

大豆をよく水洗いし、一昼夜くらい水に漬けたものを石臼で摺《す》り潰《つぶ》す。この場合、五倍の水を加えて摺り潰すとよい。大豆一升なればこれに五倍の水をもって摺り潰し、釜に入れて煮る。沸騰してきたら布にて濾《こ》して豆乳を作り、これを釜に入れ、この中に海水を一升くらい入れ、充分沸騰してきたら、ふきこぼれないように注意する。

四隅に穴のある豆腐箱に油類を少しつけた布を敷いて中に入れ、上より蓋をして重石《おもし》をなして置くと豆腐ができる。

12　黄粉の利用法

黄粉を水か湯でかたく練り、塩味をつけて食べると香煎のように食べられるが、一食五勺程度でそれ以上だと食べ過ぎる。生じゃがいもをすりおろした中に練りこむと、澱粉がつなぎになってすいとん、団子を作ることができる。これをフライパンに油を少し入れ両面を焼いてパンにするもよい。

(九) そ　ば

そばは主食代用として重要なるものであり、かつ栄養上から言っても米麦に劣らぬ価値を有するものである。すなわち次の表の如く、そば切りは米麦混合飯を凌駕《りょうが》し、米飯に匹敵する。

そばの食用は、いったん製粉してそば粉としてそば切り、そばがゆ（そばねり、そばがき）、そば餅、そば団子とする外、そば米として米麦と混飯する法もある。

そばの製粉割合は重量の七割内外、容量において約八割内外である。充実したものであれば実一升粉一升ともいわれる。粉一升は二

食品名	蛋白質	脂肪質	含水炭素	カロリー
そば切り	13.0	—	21.1	140
そば粉	13.1	2.7	68.7	360
米　飯	3.2	0.05	32.3	146
米麦混食	3.3	0.1	29.2	134
麦　飯	3.8	0.2	18.7	94
煮うどん	4.9	0.1	25.9	127

（100g 当たり g）

五〇～二六〇匁程度。

1　手打そば

そば粉、小麦粉を混合してこれに熱湯を入れながらよくこねる（迅速にかき回すこと、手を休めると風をひきボロボロになる）。表面滑らかになれば延し板にあげ、麺棒にて延ばす。延びるに従い麺棒にまき付け、のし板を叩きながら打っては粉を散《ま》き、巻いては叩き平均に薄くのばす。延びたる時、表面によく粉をふりかけて幅一〇センチにたたみ、なるべく細く切る。

釜に湯を沸かして少量ずつ茹でる。湯の沸騰したる時、切りたるそばをバラバラにして入れ、ただちに一回軽く攪拌し、蓋をして火を強く焚き沸騰すれば蓋をとり、水を入れ再びそばが浮き上ってくればすくい取り、水に入れ一～二回攪拌し、充分冷えた時、玉にして水を切る。

食べる時は、汁を作りて食べる。ねぎ、大根おろし、海苔、唐辛子を用うともよい。

そばはビタミンB_1、B_2を含んでいる上に蛋白質も含まる。この蛋白質は水に溶けやすいから、茹でた液は捨てずに利用するとよい。風邪薬として茹で湯を呑むこともよい。

2　そばがき

熱湯を沸かしおき、茶碗の大きなものにそば粉を入れ、沸騰せる湯をサッと注ぎこみ、手早く箸にて猛烈に攪拌する。また、鍋に湯を（そば粉の三割増し）入れて沸騰させ、これにそば粉を手早く一度に入れて攪拌し、生粉がなくなった時、火より降ろして醤油等をつけて食す。煮過ぎなき様注意を要す。これは冷めれば不味《まずく》なる故、温《あたたか》き内に食べること。

大根おろしを作り、醤油を入れ、刻みねぎをしたものをつけて食べれば、夏期殊に美味なり。

3　そば米の作り方

種実を数時間水に浸け、これを煮るかむすかして内容の粉質を糊状化し、後、天日に乾燥して、干《かわ》いた時は種皮と子実が離れて脱穀しやすくなるから、これを脱穀機（籾剥機）にかけると種皮のとれたそば米ができる。

以上のようにして種と皮とが密着していれば半日あるいは一日くらい多少湿気ある土間のような所へ蓆《むしろ》で包んで寝せ置き、皮にやや湿りを与えると脱穀しやすくなる。

そば一升より、以上のようにしてそば米が五合～六合できる。米一升、そば米五合で普通の炊き方をする。

4　さつまいも入りそば練り

そば粉七〇匁、さつまいも一五〇匁、塩適宜→白米三合五勺に相当する熱量を有す。

さつまいもの皮を除き水を多くして煮る。芋の充分軟かくなった時つぶしてその中に塩を入れ、そば粉を少しずつ入れて練る。充分練れたならば各自の好みに任せて醤油などをつけて食べる。

5　そばの嫩葉《わかば》

そばの嫩葉は蔬菜としての価値あり。古来より山間地方において利用せられる。蔬菜不足の折柄、随時蒔いてその嫩葉を蔬菜として利用することも望ましい。

(一〇) ひえ・あわ・きびの食法

1 ひえ

ひえは古来より山間地方において栽培せられ、食糧に供せられたり。搗精して粥となし、または米に混じて炊くも利用の一方法なるも、搗精歩合ははなはだ少なく、子実一斗を搗精せばわずかに三升内外を得るに過ぎず。故に精白せるひえを食べることは意外の不経済なり。依って搗精を不完全に止め、粉となし団子として食べるか、あるいは水にて練り、野菜物とともにすいとんとして食べる。その他小麦粉等と混ぜて利用することもよい。ひえは蛋白、脂肪等の成分があり、栄養価値のはなはだ優れていることが研究せられている。現下の食糧事情からこれが増産を図ることは最も重要なるものなり。なお、これが利用も、味噌・醤油の醸造原料として米や小麦の身替りとしての役割をする。

例　芋入れひえ飯

ひえ　四合五勺　　里芋　五合　　塩　二匁　　黒ごま　適宜

右の量にて白米三合五勺に相当する。

ひえをよく洗い、里芋は乱切りとして混ぜ合せ、水加減して塩を入れて炊く。でき上った時、ごま塩をかけて食べる。

食品3成分および熱量

種類	蛋白質	脂肪質	含水炭素	カロリー
玄米	8.4	2.5	71.6	351
大麦	11.2	2.1	65.5	334
あわ	7.4	3.9	74.2	371
きび	10.4	3.6	69.7	362
ひえ	9.0	1.0	73.0	345

（100g当たりg）

飯に炊いた場合の栄養価

種類	水分	粗蛋白	粗脂肪	可溶性無窒素物	繊維	灰分	飯の増加歩合
ひえ単炊	72.2	3.0	0.8	23.5	0.1	0.4	13.3
ひえ五分米五分混炊	72.3	2.9	0.1	24.5	0.1	0.2	13.8
米単炊	68.4	2.9	0.1	28.4	0.1	0.1	15.3

（100g当たりg）

2　きび、あわ

あわは脱穀搗精して米に混じて飯に炊いて食するか、あるいは糯米《もちごめ》と混じて搗き、餅とする。製粉となし、小麦粉と混じ麺麭《パン》を作り、その他飴《あめ》を作るにも用う。なお、食糧とする外、醸造用としてもよい。

（一一）さつまいも

さつまいもは米麦、じゃがいもと相並んで重要なるものなり。食用として米麦の代《かわり》となり、蒸したり、煮たり、揚げたり、焼いたり、あるいは白切干としてさつまいも粉とし、切干藷《きりぼしいも》として、また惣菜として種々に調理せられる。

さらに加工して澱粉をとり、糊、飴等を造る。茎葉は蔬菜代用とし、あるいは乾燥粉化して食用に供せらる。

1　いも類の栄養価（各三五〇グラム）

諸類には大切な蛋白質が少なく熱量も少ない。ただ諸類は、ビタミン類と石灰分を相当含んでいる。

諸類は穀類とともに炊きこむことが最もよい。

	蛋白質	脂肪	熱量
さつまいも	4.72	0.66	392
じゃがいも	5.25	0.35	269
米飯	11.06	0.17	497

2　配給の食用粉の栄養価

これは小麦粉より優秀なくらいである。

	蛋白質	脂肪	含水炭素	灰分	熱量
食用粉	16.19	1.99	65.88	1.70	340
小麦粉	9.85	0.78	75.98	0.48	344

（100g 当たり g）

腹にもたれる、腹をこわすと云う人もあるが、これは米の代替量を知らないため、つい、食べ過ぎからくる。

代替量は目下の所、三三〇グラムであるから、桝目《ますめ》で四合近くなり、一食分はコーヒー茶碗山盛一杯、約一合二、三勺、厚み三分径一寸くらいの団子が五個できる。

これを適量として生煮より生焼けを食べないこと。すいとんのように煮る時はいったん沈んだものが浮きあがってきた頃が火が通った証拠である。蒸したり、焼いたりする時、弾力があるようになればよい。

3　さつまいもの食法

(1)　千切干《せんぎりぼし》の混炊

米と一緒に一晩くらい水を張り込んでおき、翌朝不純物を取り除いて普通の炊き方で炊けばよい。千切干は皮付きのまま干し、切ったのだから、でき上った飯が黒く着色するが、保健上の害はない。

(2)　藷常食地方の例

藷常食地として有名な熊本県天草、沖縄、愛媛県南部地方ではさつまいもを輪切りとしてこれを細い綱に通して軒先へ吊るして置く。これがこの地方の一年の糧である。この切干を順次煮て食べる。しかし藷ばかりでは蛋白、脂肪に不足するから鰯《いわし》を多量に食べている。また南予地方では常食として蒸して食べるが、ここでは普通の飯を食べるように箸を使って食べる。あるいは切干を作り、これを粉として団子を作って食べている。

これ等、藷を主食としている所では、鰯かあるいは豆腐を常食化している。沖縄地方はこれである。

(3)　生藷《なまいも》の混炊

生藷を適当の大きさに切り、水に浸《つ》けてアクを抜いたものを米麦とともに炊いて食べる。この炊き方は塩加減が大切である。この場合、飯の半ば熱した頃釜の中へ入れるとよい。

(4)　さつまいものたぬき汁

さつまいもの皮を剥ぎ、水でよくアク抜きし、大根おろしでおろしたものをつまみ取り、油で揚げ別にごぼうをささがきし、しばらく浸してアクを抜き、この二品を入れて味噌汁とする。山椒で香味を加えればますます佳。

(5) さつまいもおはぎ

餅米一升にさつまいもを大きなもの四、五本刻み米と一緒に炊き込み、形の無くなるまで釜の中でつき混ぜ、これを普通のおはぎのように黄粉で食べる。

(6) さつまいも餅

さつまいもを蒸してつぶし、小麦粉とまぶせて練り、蒸したよもぎとともに搗きまぜる。黄粉または飴をつけて食す。

(7) さつまいも汁

野菜を切り刻み水煮して、その中に藷を小さく切りて入れ、最後に味噌を入れる。

(8) 藷　粥

米二合、さつまいも二個くらいを皮を除き大目に切り、先に米を火にかけ沸騰したらさつまいもを入れ、五〇分ほどしてから火を弱める。

(9) 飯入り藷餅

さつまいもを蒸してすり鉢に入れよく擂りつぶし、御飯を入れ塩を少量入れてさらにつぶし、団子を丸め、黄粉かごま醤油をまぶして食べる。

(10)　さつまいもパン

蒸し藷を小麦粉と混ぜ、よく摺りつぶして、適量の大きさにして蒸す。また普通の蒸しパンの材料に藷をさいの目に切り入れてまぜ合せる。

(11)　さつまいも味噌の作り方

皮を去り輪切りとし蒸したものをよく搗き潰し、普通の味噌より少し減加減に食塩を加え、さつまいも一貫匁に麹一升の割合でよく搗きまぜ、樽または桶に入れて圧し、五〜六日たって食膳に供す。ただし一時に沢山食べると胃酸過多となる。

(12)　田楽および餡餅《あんもち》

細目に藷を切り、洗いて皮を剥ぎ、五分くらいに輪切りとし蒸して二、三個ずつ竹串に通し、火に炙《あぶ》り、ごま味噌、さんしょう味噌、ゆず味噌、しそ味噌等をつけて食べる。

右の如く蒸したるものに葛餡《くずあん》をかけて食べるも美味なり。

(13)　さつまいも粉利用

①さつまいも粉に野菜あるいはシラス等を入れて水にて練り、丸めてすいとんとして食べる。

②さつまいも粉に野菜を入れるか、そのまま水にて硬めに練り、フライパン等で焼いて食べる。

③さつまいも粉に野菜か小魚を入れて練り、適量の大きさにして蒸して食べる。

④さつまいも粉一升に小麦粉五合を混ぜ、少量の食塩を加え水で練り、棒で延ばしうどんのように

切り、沸騰せる湯に入れてむらし、水に冷まして普通の麺類の如くして食べる。
⑤味噌汁の中に少量入れると、味のよい甘味をもった味噌汁ができる。
⑥さつまいも粉六合、小麦粉四合の割合で混合し、これに食塩、牛乳、炭酸アンモニアを加え団子にしてパン釜に入れるとさつまいもパンができる。
⑦さつまいも麺の製法　さつまいも粉を湯で適当の硬さに練り、棒にて延ばし、これを細かく切り、沸騰している熱湯の中へ突き落として、一～二分間後これを笊にあげてすぐ清水に移し、冷却洗浄し水を切れば、さつまいも麺ができる。
さつまいも粉を湯で練り上げた場合、なるべく速やかに熱湯へ落とすがよい。

(14)　さつまいも葉の食べ方

①さつまいも葉の採収の仕方
収穫する際、茎葉をとって左手に茎を持ち、右手で蔓先の方から逆にこくと葉柄と一緒に葉は楽に落ちる。収穫は霜の前がよい。

なお、根を採収する前に茎葉だけ先に収穫するも一法である。また八月頃、徒長した葉を少しずつ摘み集めて加工食用に供することもよい。
②あく抜き
水一斗に対し、消石灰二〇～五〇匁を加え、葉柄のついたままの葉を入れて煮る。沸騰してから一

〇分くらいで葉柄の硬い部分が両指で圧すると軟らかくなるから、掬《すく》いあげて水に浸し、アルカリ分を流し去る。水洗いしないとアクが残る。水洗いするものはそのまま調理するかまたは乾燥して貯蔵する。生葉の八～一〇％の乾燥物ができる。アク抜き水は石灰を加えれば何回も使用できる。石灰の代わりに水一斗に対して草木灰二五〇～五〇〇匁（三～四升）を入れ、掻き混ぜて上澄液を使う。

③調　理　法

かくして、アク抜きしたさつまいも葉は鮮緑色を呈し、ちょうどほうれんそうの茹でた如くで、調理もこれに準じてよい。蔬菜としては味噌汁の実、おひたし、ごまあえ、佃煮、漬物などに利用する。

佃煮として摺り潰《つぶ》すとちょうど海苔の佃煮と同様である。

葉と葉柄と別々に煮れば、葉柄はぜんまいの佃煮に似ている。

混飯を作るには、これを俎《まないた》の上で叩きあげ、飯に混ぜる。この際、食塩を少し（米一升に二〇グラム）加えると美味しい。

混ぜる割合は米一升につき茹でたさつまいも葉二〇〇匁程度がよい。乾葉を蔬菜として調理するには、まず水に浸して水戻しをする。冷水では半日、温湯では一～二時間で戻る。

④乾葉粉の作り方、利用

乾葉を搗《つ》くか石臼でひいて粉末とする。

乾燥粉を御飯に混ぜるには米一升を炊く場合、一合減らして九合とし、乾燥粉を四〇～五〇匁を炊き込むと栄養価は同様である。

炊き方は飯がふきあがってから粉を入れ、湯を少し追加して粉を濡らしてしばらく蓋をして、普通のようにとろ火で放置し、お櫃《ひつ》に移す時はよく混ぜる。また、乾葉を最初より一～二分に切り刻んで入れて炊いてもよい。この時は水を増すことが必要である。

(一二) じゃがいも

1 調理上の創意

未熟のもの、また長期にわたって貯蔵されたもの、芽の出ているもの、育成中管理が悪いため根の露出して青くなったもの、採収後、いもの日光に当たって青味が出たものはエグ味があるから皮を除いて薄く切り、水に晒《さら》してアク抜きをする必要がある。

芽ができているものは毒素があるから、その部分を除き去ることが大切である。

栄養分を散逸させぬためには、調理の前に皮付きのまま茹でることが理想的であるが、実際にはこの点は実行困難である。

じゃがいもを煮る場合は、必ず熱湯に生薯《なまいも》を入れ、なるべく水から入れて煮ないようにする。主食、副食とする時はなるべく細かく切らないで、できるだけ薯のままの状態で煮たり、焼いたり、茹でたりして食べる方がよい。

2 調　理

(1) 塩　茹　で

皮付きのものを水洗いし、大型のものは適宜に切り、大きさを揃え熱湯へ入れる。箸で突ついて通る程度の時、茹で汁を去り、温かい内に皮を剥ぎながら塩をつけて食べる。

(2) **粉吹き薯**

粉質のものを選んで水洗いし、皮を剥ぐかまたはそのままとし、大きさを揃えて一五匁程度のものを二つに切ったのが適当である。切断後しばらく水につけ熱湯中に入れ、薯がくずれる程度まで煮て、茹で汁を全部とり、なお水分を除くために再び火にかけ、振り動かしながら加熱すると、薯の表面は雪白の粉状を呈する。

(3) 薯　煎　餅

水洗い後皮を剥ぎ、薄く輪切り、これを塩水に漬け余計な澱粉を去り、清潔な布の間に挟んで水を切り、鍋に食用油を入れて強火で熱した中へ薯の切片を少しずつ入れ、表面がわずかに狐色となるまで揚げる。できたものは温かいうちに塩をかけて食べる。またはブリキ缶等に入れて保存し、子供のおやつ代わりとする。

(4) **じゃがいも混飯**

米または麦とともに、細かく刻んだじゃがいもを入れて炊いて食べる。その他小麦粉とともに入れてパンを作り、あるいはすいとんの中に入れて食す。

(5)　干じゃがいも

じゃがいもを水洗いし、皮を削り薄く切り、暫時水に浸して天日で乾燥して置き、これを調理に当たっては水戻しまたは蒸して箸が通るか否かの場合に取り出し、薄く切り充分乾燥すると、飴色をした干切干《ほしきりぼし》ができる。子供の間食としてあるいは調理用としてよい。

(6)　じゃがいも米

生じゃがいもを水でよく洗い粗皮を去り、新薯ならばそのまま、古薯ならば皮を剥ぎ、大根切干の時に利用する千切器を用いて細切りし、さらにこれを包丁をもって横に三分くらいの長さに切り、ただちに水に浸し米と同様に水の中で磨ぎ、よく揉んだ後、別に汲み置きたる清水に約四〇～五〇分浸し、次で笊に上げ熱湯中に五～六分間投じ、掻き回し後取り出し、筵《むしろ》の上で日に乾す。晴天なれば一日で充分干し上がる。生じゃがいも一貫匁より切片約三升を得、これより七～八合のじゃがいも米が得らるるから、貯蔵しておき順次利用する。これをもって米とともに飯を炊く。米一升に対して二合～三合使い、水加減はやや多くする。

(7)　じゃがいもの漬物

糠味噌漬け

水洗いして一日くらい乾燥し、これを漬け、外皮やや紫色を帯びる頃（二～三日）に出して用う。

粕漬け

藷を洗い、二~三日乾して後、塩漬けとなし、漬かった時取り出し(四~五日)、これを奈良漬の抜き粕に漬け、三週間くらいして新しきものに漬け替えて二~三週間にして用う。

(8) じゃがいも味噌の作り方

じゃがいも三貫匁、塩四〇〇匁、麹一升、普通味噌一貫匁。まず、藷を蒸し皮を剥ぎ、搗き砕き、体温くらいの時、麹をよく砕きて搗き混ぜ、後、塩を加えて混ぜ、味噌を加えよく混ぜて圧蓋《おしぶた》をしておくと数日で用いられる。

(一三) かぼちゃ

1 主食としての調理法

(1) 蒸しかぼちゃ

かぼちゃ一貫匁、食塩一〇匁とし、皮のまま二つ割とし、種子と綿肉を除き適当の大きさに切り、蒸し器に入れて強火で蒸すか茹でる。茹でる時は炊くといった具合に水を少なくして茹でる。細串を刺してみて煮えれば塩をふりかけて食す。冷えたものは焼いて食べると美味なり。

(2) かぼちゃ飯

かぼちゃ二〇〇匁、米四合、食塩少量。

少々水を多くして飯を炊き、沸騰してきたら四分角大に切ったかぼちゃと食塩を入れて炊きあげる。

(3) かぼちゃ雑炊

かぼちゃ二〇〇匁、冷飯三〇〇匁（茶碗七杯）、ねぎ、ほうれんそうなどを入れ味噌四〇匁を使う。かぼちゃを適当の大きさに切り、その他のものを切りて加え、水煮してから味噌、冷飯を加えて汁気たっぷりに炊き上げ、熱いうちに食す。

(4) かぼちゃ団子

かぼちゃ六〇〇匁、澱粉（小麦粉）茶碗二杯、黄粉、ごま塩少々。

かぼちゃを蒸して潰《つぶ》し、熱いうちに手早く小麦粉を加えてよく練り、手頃の大きさに丸めて茹で、浮きあがったら黄粉、摺ごまをつけて食べる。野菜汁に入れてもよい。

(5) かぼちゃ入り蒸しパン

かぼちゃ三〇〇匁、小麦粉一五〇匁、塩二匁、ふくらまし粉。

かぼちゃを蒸して潰して冷まして置き、これに小麦粉を加える。食塩、ふくらまし粉、少量の水を加えて手早く掻き混ぜ、軽くこねる。硬さは搗き立ての餅くらいとし、適当に丸める。強火でおよそ二〇分くらい蒸す。甘味があって美味。

(6) かぼちゃ汁粉

かぼちゃをおろしにておろし、水にて薄め煮立ったならば、小麦粉を水にて溶き、小さくちぎって下し、浮きあがったならば食す。食塩を少し入れると甘味が引き立って粉汁としてよい。かぼちゃは西洋種の方が適宜である。なお、すり鉢にておろしたものをすれば、繊維質が邪魔でなくなる。その他、発酵パン、ジャム、かぼちゃの油炒め等にする。

2 副食物としての調理法

(1) 汁　物

味噌汁とする外、あんかけ汁の実、かぼちゃスープ。

(2) 煮　物

食物を補う上からもよく、適当に切り、水を材料の半分より少し入れ、ほぼ煮えた頃醤油または味噌をもって煮上ぐ。

(3) 揚　げ　物

かぼちゃは空揚げ、衣揚げとして用う。

(4) 和　え　物

白和え、ごま和えとして食す。またサラダの材料としてじゃがいも、たまねぎ等とともにソースで和えてもよい。かぼちゃの裏ごししたもので黄金色のソースを作り、野菜サラダに和える。

(5) 酢　の　物

皮を剥ぎ、細く繊《こまか》に切り、塩揉みとして水洗いしてあげ、水を切り三杯酢、甘酢として適す。殊に洋種の未熟果に試みてよい。青じそを細かに刻みて交えればひとしおよし。

(6) 漬　物

花の未開のもの、未熟果、葉柄等は漬物として利用する。風味のあるものができる。

(7) 花

花は汁の実としてよい。この場合、最初熱湯を通して使わぬと苦味がある。

(8) 種　子

種子は未熟のものは果肉とともに煮食し、熟したものは干してこれを煎り、粉末としてごま代用とする。駆虫の効あり。

葉、葉柄は若いうちは汁の実として利用できる。

3　甘味料としての調理

(1) 干かぼちゃ

薄く切り乾燥して、乾燥かぼちゃとして使うかまたは粉末として甘味料として使用する。この製法に二通りあり、生のまま干す方法と蒸して干す方法とある。蒸す場合は、沸騰中に二〜三分間入れるか、硬めに蒸して乾燥して後、粉末とする。大体一〇〜一二%くらいの歩留りなり。

二、未利用食糧資源

（一）澱粉資源

しい、こなら、ぶな、はしばみ、とち、くるみ、ひし、いちょう、かや、くまざさ、すずたけ等があり、山間部において利用している。とち、ならの実は主として餅または団子として代用食、嗜好《しこう》食として利用されている。

1　どんぐり類

こなら、樫の実等を総称してどんぐりと称している。

成分　澱粉質　七五％　一

蛋白質	六～七％	栄養価、胚芽米に匹敵す。
脂肪	二％	
灰分	二％	
タンニン	二～九％	
繊維	二～三％	

どんぐりは渋味が強いため、そのままでは利用し得ないから人工的に処理して渋味を去りて後、用いるのである。

2　種実の処理法

種実を鍋にて茹で充分煮沸し、莚《むしろ》の如きに移し取り、二～三日、日光で乾かしたる後、臼にて搗き、堅皮を去り、再び湯にて煮て種子が軟らかくなり、手にて捻り潰し得る程度となし、笊に移し流水に漬け置き、充分渋味の去るまで水洗いし、後、布袋に入れて水分を絞り容器に広げて乾燥する。

餅米に混ぜて蒸し、搗いて食する。混合割合は五分―五分、七分―三分とする。この餅は褐色で特有の香気を有する栄養があり、これを酒精《アルコール》の原料、澱粉とし、粉末として代用食糧として重要なるものなり。粉末として配給されたる場合は小麦粉等と混ぜて利用する。

3　ぶな

この実はならと同様であるが、煎りて食用にし得る。ぶなは香味あり、山中、食を失いたる時、食し得るものなり。ぶなは油を絞りて燃油または食用に供す。前記の如く処理すれば代用食としての価値充分あり。

4　はしばみ

堅果に属し、十月頃成熟す。果皮帯白褐色、歯間にて砕く時は相当の力を要す。種子との間に薄皮あれど容易に剥ぎ取り得べし。食用とするは子葉で、栗、椎と同様である。生のものは一種の香りと甘みを有す。椎の実に比して美味なり。椎は煎って食用に供せられる。はしばみ種子中に油分を含み、野菜その他の調味料として、ごま代用とす。生食または煎りて食す。

5　とち

実にサポニンを含み、強烈な苦味を有するため、そのままでは食用となりがたい。茹でて皮を剥ぎ、または茹でていったん乾かしてから搗き、皮を去り、あるいは乾かして置いたものを搗いて皮を除く。これを木灰汁でよく煮出し、笊または袋に入れて流水中に二～五日間くらい浸し苦味を充分去り、後、米麦等とともに蒸して餅とす。あるいは粉を灰汁で永らく浸したる後、さらに清水によく晒《さら》し、上水を数回捨て苦味を除き、後、乾燥し、とちの晒粉をつくり餅とする。餅は多少皮の色素が残り、色も褐色を帯び多少苦味を有し、特有の風味を持ち珍重せられる。団子、とち飯、とち菓子を作る。

6　とち澱粉

種子の皮を除き、粉砕し水洗い攪拌し、泡の層と下の滓《かす》を去り、後、澱粉を沈降させてさらにこれを数回水洗いし、日光に晒らして乾燥する。

とち飴、上記の晒粉、澱粉を利用してこれを糊化させ、麦芽を加えて糖化させ、布濾し、後、煮詰めて飴とす。

7　と　ち　米

皮を剥ぎ細切して二〇倍の木灰汁に二日間浸し、新しい灰汁と取り替えること二回くらいに、笊に上げ三～五日間水に浸けて晒す。ならの実も前同様にして精製して食用に供する。

8　とち加工用豆麹

とちの実を灰汁で処理して乾燥したるものを砕きて粗粉をつくり、これを鉄鍋中で煎って澱粉を糊化させ、重ねて殺菌し置く。次に大豆を一夜水漬けして後、蒸煮する。原料、大豆七〇グラムに付、とち粉三〇〇グラム（種麹一グラム）を加えて充分混和し、二昼夜間三〇度にて保温すると約一・七キログラムの豆麹ができる。

9　なら麹の製法

実を粗砕し灰汁中に浸漬し、灰汁を何回も取り替えたる後、流れ中にて充分タンニンを除き、これを湯の中で煮沸し笊に上げて、品温四〇度くらいに冷めたる時、なら三キログラムにつき大豆粉の煎ったもの一〇〇グラム、種麹二グラムを加えよく混和し、二昼夜間保温すれば白い菌糸によって包まれた、なら麹ができる。前者に比して幾分劣る。

10　とち、なら味噌の配分量

①　大豆　　五合
　　とち麹　五合
　　食塩　　二合〜三合

②　大豆　　五合五勺
　　なら麹　五合五勺
　　食塩　　二合〜三合

11　く　る　み

果皮の付着せるまま採集し、箱または桶のようなものに集め数日間放置する。柔軟なる果皮は腐敗して核より離れる。これを笊に移して流れ中にてよく洗い流せば、核のみが残る。

また腐敗せる果を拾い集めて水洗いするもよい。この核を乾燥し保存する。

核より種を取り出すには、多量に行う場合は機械的操作を必要とするも、家庭では金槌にて打ち砕き種子を取り出す。この種子には油分を多く含む。絞りて油を製す。

12 いちょう

子実を煎るか煮て食す。

13 かや

子実は生食し得れども、火にて煎れば香気ありて美味なり。また、駆虫の効あり。

14 葛の利用法

葛は昔から救荒植物として知られ、根部より澱粉を作り、新芽、花、蕾、葉ともに食用となる。新芽および花、蕾は和え物とし、また干して粉を作りまた塩漬けとする。

澱粉の製法　秋冬の候、根を掘り取り、よく土を落として軽く水で洗い、臼に入れて搗き砕き、水を張って、桶の中に入れ、手で揉めば水は灰色となり、根は筋だけとなる。この水を笊で漉して他の桶に入れ、静かに置けば底に砂がたまる。故に、上部の濁り水を木綿袋に入れて絞り、別の桶に入れれば糟《かす》が袋に残り、濁り水は桶に入る。この糟を乾燥し、飯の煮上がる頃に入れて炊けば色は黒いが食用となる。

さて、右の濁り水をまた袋で絞り、目の細かな布で濾し、糟の残らぬものとし半日くらい静置すれば、上水は澄み白い澱粉が残る。この水を捨てて新たに水を入れ攪拌し再び静置し、同じ操作を三〜四回繰り返すと澱粉ができる。澱粉の上層は白くて下層は黒い（これを黒葛という）。黒葛は生のまま蒲鉾のように固め、長さ二分くらいに切り、蒸して塩、また醤油味、味噌等をつけて食べるか、また豆粉等を混ぜてもよい。

澱粉を乾かすには、包丁で縦横に切れ目を入れ、起こして取り、下層の黒葛を削りて白い部分だけとし、これを砕いて乾燥する。

15　わらび澱粉の作り方

秋季より冬季にわたりて地下茎を掘り取り、流れにてよく洗いたるものを適当の長さに切り、臼にて搗き砕き水槽の中にてよく洗い出したるものを静置して、沈殿せる澱粉粉を集める。この場合、混雑物が入っている場合は上部の黒い粕を去り、清水を入れてよく攪拌して静置し、上澄液を去り、後、乾燥させる。わらび根は、湿気の多い所より山の傾斜面の排水よき所のものに澱粉が多い。一〇年以上経たものに含有量多い。洗根八貫匁より一貫二〇〇匁くらいの澱粉が得らる。

16　山　芋

山芋には、じねんじょう、つくねいも、おにどころがある。掘り取りたるものはよく水で洗い、臼で根を搗き砕きたるものに水を加えて（一貫匁に水二斗）、よく掻き混ぜ、布袋に入れて搾り、その汁を桶に入れて一夜くらい静置する。この場合、沈殿せる澱粉の上層に黒い雑物がある場合は竹へらで除き、清水を入れて攪拌し静置し、沈殿せるを待ちて上澄液を除き乾燥する。

山芋一貫匁よりおよそ一五〇匁くらいの澱粉が得らる。

前記の搾り粕は強い灰汁で煮て、竹籠等に入れて流水中に三日くらい浸して、後、乾燥する。これを米、その他に入れて食用にする。

むかごはそのまま煎りて食べるか、あるいは摺鉢で軽くあたり、皮を剥ぎ、蓋して、軽く茹で塩味で食べる。または煮物、油炒めとして食べる。飯に混ぜて、むかご飯をつくるとおいしい。

17　からすうりの澱粉

秋冬の候、根部を採取し輪切りとして、これを少量の場合はおろしでおろし、しからざる場合は臼で搗いて袋に入れ、水桶の中で洗い出し、澱粉を沈殿せしめ得る（原料の一割くらいの澱粉がとれる）。この場合、何回も水を替えて澱粉のアクを抜き精製し、後、乾燥して利用する。幼果は塩でもんで数時間置き、臭い等を除いたものを洗い、塩もみ等として食べる。あるいは糠味噌としてもよい。

18　ゆりの利用

山ゆり、鬼ゆり、姫ゆり、小鬼ゆり等は食用部分は煮たりあるいは蒸したりして用い、また澱粉を採取する。

てっぽうゆり球根は種々のものと混ぜて煮食とするか、あるいは蒸して食べると米の助けとなる。また、澱粉採収もする。要するにゆりは煮て副食物として利用することが望ましい。

以上、未利用澱粉資源について記したのであるが、これらの澱粉はすいとん、パンその外小麦粉と混ぜて調理することがよい。

（二）蛋白資源

小魚類、小鳥類、蜆《しじみ》、蛙、蛇、かたつむり、いなご、食用昆虫、蜂の子、蛹、ニカメイチュウ幼虫、げんごろう。

1 いなご

捕獲したら袋に入れて一～二昼夜位そのままとして汚物をすっかり排泄させ、その後清水に入れて、濯《すす》ぎ水が濁らなくなるまで水蒸気で約一五分間蒸し、晴天に四～五日間乾燥する。

○乾燥いなごを粉末として、ごま、卵殻等粉として混ぜ、振り掛けとして用いる。

○佃煮として美味なり。

2 たにし

一～二昼夜流水中に入れて泥を吐かせたものを強火で茹で、火が通ったら針か竹串で殻から中身を抜き取り、日乾または調理して食べる。野菜と煮あわせ、炊き込みめし、雑炊その他ねぎぬた等とりどりの料理に使う。日乾したものは長期の貯蔵に堪える。使用四～五時間前に微温湯で軟らかくして用いる。また粉末にして栄養剤とするも可。

3 その他

小鳥類、淡水魚、小魚類を利用する。また、家庭で魚の肉は乾燥粉末にして利用し、内臓は塩漬けとして利用したい。

その他（編集部注、この項目がここに置かれるのは不自然であるが、このままとする）

とうもろこしの茎、葉、穂は乾燥して粉末とすれば小麦粉と混ぜて利用したい。栄養価もあり食味もよい。茶殻は栄養も高くビタミンCも多く含まれているから、使用後は乾燥して粉末として利用し、あるいは生のまま、味噌汁の実としてもよい。

(三) ビタミン質

1 山野草

(1) 人家の周辺にある食用野草

かたばみ

庭先、石垣、路傍等の日当たりのよい所にある多年草で、葉茎は噛むと酸味を持っている。小供は食塩でもんで生食する。春から秋にかけ黄色の五弁花を咲く。

「食用部」全草。

「食用法」塩もみして生食もできるが、さっと茹でたものはソースがけ、ごま醤油くらいで浸し物にして結構です。

「備考」葉茎の酸味は蓚酸《しゅうさん》の化合物ですから、この汁で真鍮類の金属を磨くこともでき、また田虫薬にすることもある。

「類似草」葉の紅紫色をしたあかかたばみ、茎の直立するたちかたばみ、淡紫色の花の咲くむらさきかたばみ等あるが、皆同様に調理して結構です。

ぎぼうし

山野に自生するが、よく庭園に移植されている。卵円形の四、五寸の葉を持っている。

「食用部」若葉。

「食用法」若葉をそのまま汁の実に用いてもよく、また茎ともに茹でて干しておき、随時水でもどして和え物、汁の実に用いるがよい。

「類似草」葉に白色または淡黄緑色の脈のあるものを銀ぎぼうし、金ぎぼうし等呼ばれるが、皆同様に用いてよい。

つわぶき

海辺に自生することもあるが、またよく庭園に移植されている。肉厚の三、四寸もある心臓形をした葉が長い葉柄を持っている。色は濃青色をしている。

「食用部」葉柄。

「食用法」ふきと全く同様に葉柄の皮をむき、茹でて水晒《さら》ししたものを醤油で煮しめるもよく、他の根菜類と煮合わしてもよい。馴れたら葉の部分もいったん茹でて水晒し、アク抜きしたら醤油でからからに煮しめてもよい。

「類似草」山野、庭園にあるふきも全く同様に用いられる。ふきは葉茎の外花《ふきのとう》も味噌和え、味噌焼に用いるとよい。春の野草はホロホロ苦味が一つの特徴である。

「備考」山料理ではふきの葉のアク抜きしたものを炊き込んでふき飯にする。またふきの葉の乾燥物は刻んで煙草代用に用いられている。昔から喘息に効があるとされている。

ふきのとう痰を消すなり心肺を
　潤ほし目をば明かにする

やぶかんぞう

山野に自生するが、庭園に移植され鑑賞用にされている。葉は初め、沢山葉茎から叢《むらが》って出て来、八月の候、黄赤色の八重の綺麗な花を開く。

「食用部」若芽、花、根。

「食用法」若芽は茹でてヌタに、三杯酢にまた各種の和え物、煮物にしても結構です。成長した葉もいったん茹でたものは乾燥して保存し、適時水にもどして煮付けに和え物に用いてよい。根はそのまま煮つけてよく、また、すりつぶして澱粉を取って他の野草粉、雑穀粉と混合調理するもよい。花はゆり、かぼちゃ等の場合同様に軽く茹でて水晒しして、アクを抜いたものは浸し物、二杯酢に結構です。

「類似草」黄赤色の一重の花の咲くのかんぞう、またとくに赤いべにかんぞうも全く同様に調理利用されます。

「備考」山野に多量叢生している場合は、採取して葉を乾燥粉末化して保存しておくことが大切である。

どくだみ

湿地陰地を好んで生育する心臓形の葉を持った特有な臭気を持つ野草で、夏四枚の白色の総苞の上に穂状に小さな花を開く。

「食用部」葉、茎、根。

「食用法」全草をよく茹でて水晒しすると臭気はすっかり抜けるゆえ、これを味噌和え、煮しめに用いるとよい。また白い根茎はアク抜きして御飯に炊き込むとよい。

「備考」この草は古来、腫物の妙薬として外用されているが、また利尿薬として煎用もされる。

ゆきのした　雪の下

陰地湿地を好んで不定芽を長く出してよく繁殖する。葉は心臓形で剛毛で包まれ、夏淡紅色の愛らしい花を開く。

「食用部」葉、花、茎。

「食用法」葉はそのまま衣をつけて天麩羅によく、またいったん茹でた物は味噌煮、味噌和えによい。花の蕾や茎は塩漬けにしても用いられる。

けいとう　鶏頭

鑑賞用として春種を下し、庭園に栽培する。赤、黄等の特徴のある美しい花を開く草である。

「食用部」嫩苗《わかなえ》、葉。

「食用法」嫩苗または若葉をいったん茹でてちょっと水晒ししたら、一般の蔬菜同様に和え物、浸し物、汁の実に用いてよい。

「備考」花の赤い汁は、古来、紅餅を搗く時に用いられた。

けし

薬用、鑑賞用として広く栽培される。花は一日で散るほど短命であるが、その色の種類多く、形に複雑なところから広く愛玩される。

　陽炎《かげろう》にゆらるるけしの一重八重

「食用部」嫩葉《わかば》、種子。

「食用法」嫩葉を摘み、灰汁で茹でて水晒ししたものをごま浸し、田楽和えに用いてよい。種子は菓子製造に、またごま代わりに煎って摺り、和え物、浸し物に用いる。

「備考」古来、未熟の実の外傷から出る液汁はモルヒネの原料となり、またけし殻は解熱剤として用いられる。

「類似草」小型のものは、ひなげしであるが、同様に調理される。

すべりひゆ

夏季日当たりのよい園圃、庭園、路傍到る所に繁茂する。一年草で葉茎ともに多肉多汁で丸みを帯びた楔型長楕円形の葉は馬の歯に似ている。色は少し赤味を帯びている。夏黄色の五弁花を開き、あとに細子（編集部注、細かな種子）を蔵した蓋果を残す。

「食用部」全草。

「食用法」全草をいったん茹でて水晒ししたものはソース掛けに、味噌和えに、酢味噌に結構である。

「備考」夏季この全草を乾燥貯蔵して置き、随時使用するようにするとよい。

(2)　郊外の路傍に見る食用野草

たびらこ

越年草の寒さに強い草で田圃、路傍に叢生する。嫩苗はたんぽぽの如く根生葉を地に接して叢生する。三、四月の候になると茎は長じて黄色の花を開く。

「食用部」嫩苗、若葉。

「食用法」嫩苗、若葉を茹でて和え物、浸し物、汁の実、粥、雑炊等に自由に入れてよい。

「類似草」この大型のものにおにたびらこ、また小型のものて陰地に生育する、やぶたびらこ等があるが、ともに嫩苗、葉は同様に茹でて種々なものに調理される。

「備考」古来春の七草の一つ、ほとけのざはこのたびらこの意だと言われる一説もあるが詳《つまびらか》でない。

なずな

田圃、庭先、路傍等に普通に見らるる越年草で、正月の頃七草粥に入れられる有名な野草である。花は四弁花で白く、実は三角形でバチ型をしているのでぺんぺん草の称がある。

せり　なづな　ごぎょう　はこべら　仏の座　すずしろ　すずな　これぞ七草

「食用部」若苗、若葉。

「食用法」若苗、若葉は何のクセもないので一般の蔬菜同様に茹でて浸し物、和え物、味噌汁の実に用い、また雑炊に入れてよい。またちょっと塩もみして膾《なます》材にもよい。大根、にんじん等との調和がよい。

「類似草」全草に毛を持ついぬなずな、また大型のぐんばいなずな等あるが、ともに若苗、若芽は同様調味されて結構です。

たねつけばな

田圃、路傍の湿地を好んで繁茂する草で、花は四花弁の十字花で、葉は多数の小葉よりなる羽状複葉で、頂上のものほど下のものよりかえって大型なのが変っている。

「食用部」若苗、若葉。

「食用法」クセのない草であるから、ザッと茹でてごま和え、酢味噌等に他の蔬菜と混用してよい。また塩もみしたら即席漬けにもなる。

つくし

すぎなの実茎で三、四月の候、堤防、荒地、路傍等に叢生する。茎は茶褐色に茎頭の筆状の部は緑褐色をなし、節ごとに鞘状葉をつけている。

「食用部」実茎全部。

「食用法」つくしの各節についている鞘状葉、俗にいう袴を去り茹でて水晒しして苦味を去り、味噌和え、からし和え、酢の物にする。平和時代には酒、醤油で煮たものに卵を落として卵とじにしたものである。

「備考」すぎなも凶年にはよく茹でて水晒しし、これを雑炊等に炊き込んで食べたものである。

よめな

原野、路傍に普《あまね》く繁茂している多年草で、葉は鋸歯状をした短楕円形で、秋、中央黄色で帯藍色花弁を持った愛らしい花を開く。俗に野菊と称することもある。

「食用部」若芽、若葉、花。

「食用法」若芽、若葉を茹でるか、油炒めして蔬菜代わりに用いてよい。またよめな飯とか、よめな団子にするもよい。茹でたものの三杯酢は香気がまた格別である。なおその際一、二輪、花を用いると取り合せが面白い。

おおばこ　車前（オバコ）

原野、路傍到る所に繁茂する多年草で、春の初め、葉は根生して叢《むら》るが、葉は長い柄を持ち太い目立った五、六本の脈を持つ長卵形厚肉のものである。夏に花茎を出し、穂状の白色花を密生する。

「食用部」若苗、嫩葉。

「食用法」若苗または葉を茹でるか、油炒めして味噌煮、煮しめ等にする。おおばこはアク気が強いので、塩味を強めにすることが大切である。またそば粉、米粉等と搗き混ぜて餅や団子にするのもよい。

「備考」全草は利尿剤として煎用され、また種子は鎮咳剤として、けし殻と併用される。だから夏季に全草ならびに種子を採取、乾燥保存するがよい。また庭先等に播種して置くと非常によく成育して、常時利用することができて便利である。

よ　も　ぎ

山野、路傍到る所に繁茂し、古来もち草として愛用され、また灸の原料とされる親しみ深い野草である。

艾餅《よもぎもち》甘く温なり痢を止め
　婦人漏血によしとこそきけ

「食用部」若芽、葉。

「食用法」茹でて水晒ししてアク抜きしたものは餅、団子に搗き混ぜるとよい。また汁の実、煮しめの相手にもよい。なお若芽を直接土瓶に入れて煎じたよもぎ茶は香気よく、色よく健胃駆虫の効があって非常時向けの代用茶である。

「備考」春、若芽を採り、いったん茹でたものを天日に乾燥して保存して置くことは大切である。夏になってからのものは硬くアクも強いが、適当な処理をして活用することが大切である。なお、よもぎは古来、体を温める効が強いとされ、干葉（大根葉の乾燥したもの）の代わりに風呂に入れ腰湯に用いられている。春夏の候に充分に採取保存して置くことである。

「類似草」少し大型のものにやまよもぎ、おとこよもぎ、いぬよもぎ等があり、また場所柄からかわらよもぎ、はまよもぎ等あるが、皆同様に嫩葉は食用に調理され、また薬用に使用してもよい。

げんげ（レンゲソウ）

田圃、路傍到る所に繁茂するすみれ科の愛らしい越年草で、農家では緑肥として栽培され、花は子供の摘花用として親しみ多い野草である。

「食用部」若苗、花。

「食用法」若苗をさっと茹でたものはごまよごしに、ソース掛けに便利である。また生のものは油炒めして、そのまま汁の実に用いてもよい。また花、葉、茎等取り合わせて揚げ物にするのも面白く、味付けしたものを御飯に混ぜるもよい。花は数日塩漬けして乾燥しておくと、適時飲料（コップに塩漬けレンゲを入れておき、それに熱い湯を注ぐ）とするがよい。

「類似草」同じ時期に路傍を充たす白い花の咲くしろつめ草（俗称クローバ）は栄養分の点から野草の王者とも見られるもの故、レンゲソウ同様に大いに活用の道を講ずることである。

「備考」げんげも、しろつめ草も春の開花前に若草全部を刈り取って充分に乾燥しておき、不時の要に充てることが大切である。

たんぽぽ　蒲公英

山間の路傍等に広く繁茂する宿根草で、愛らしい花を持つ親しみの多い野草である。

「食用部」葉、根。

「食用法」苦味の強いのが特徴であるから、その苦味を適当に生かすことが大切である。葉は充分茹でて水晒ししたら、ごま浸し、芥子《からし》和え、ソース掛け、煮しめ等に用いてよく、生のものを油炒めしたものはそのままに汁の実に用いてよい。根はささがきして充分油炒めして、金平《きんぴら》風に煮揚げたら風味もよく、一面健胃の薬効も考えられる。しかし、子供等多い場合はたまねぎ、にんじん等を混用して甘味をつけると喜ばれる。

「備考」古来薬草の一種で健胃の効がある。

蒲公英は青ゆでにして和え物や

汁にしたため百病によし

だからこの根を庭園に移植するか、また成熟した種子を播いて家庭野草園を経営して、適時活用の道を講じ置くことが大切である。

いたどり

山地、川辺、路傍に繁茂する多年草で、根茎は深く地中に伸び、所々に芽を出して繁茂する。春、太い茎が伸びて夏に穂状の花を開く。普通白色であるが時に紅色のものもある。

「食用部」若茎、若葉。

「食用法」若茎の太くみずみずしいものはそのまま塩もみして生食してもよい。また若茎の外皮を去り、茹でてちょっと水晒ししたものを刻んで汁の実に、煮付けに、また味付けしたものは混ぜ御飯に結構である。また茎の糠漬けも風味がある。葉も同様茹でてアクを抜き汁の実、煮しめ、和え物に結構である。

「類似草」葉の紅いものはべにいたどりと呼ばれ、また形態が一段と大型のものはおおいたどりと呼ばれるが、ともに同様調理して愛用できる。

ぎしぎし

路傍の水辺、原野に多く見る多年草で、厳寒の候に青々とした葉を持ち、見るからに食欲をそそる野草である。根はにんじんの如く黄色で太く、六月頃茎を出して淡緑色の小さな花を穂状に咲き後に三稜形の実が残る。

「食用部」葉、茎、種子。

「食用法」葉はサッと茹で味噌和え、ごまよごしによく、油炒めして汁の実、煮付けにしてもよい。若茎はいたどり同様に外皮を去り、茹でて煮しめによく、また糠漬け、塩漬けにするのもよい。種子は搗いて粉にし団子にするのもよく、飯に入れてもよい。

「類似草」同じ路傍の湿地に叢生するぎしぎしの小型で、茎が紅紫色をしているものにすいば（スカンポ）がある。この葉、茎は全く同様に調理利用される。

「備考」庭園の日当たりのよい湿地に移植して置くと随時利用されて、好都合である。

あざみ（のあざみ）

原野に多く見られる多年草で、葉は互生で深く羽裂して辺縁に棘《とげ》があり、なお茎葉に毛ありて見るからにとげとげした様相の草である。初夏の候に紅紫色の管状花を開く。時に白、紅の花を開くことあり。

「食用部」若苗、葉、花、根。

「食用法」外見に似ず加熱すると軟らかな菜になる。だから若苗、葉、花を熱湯に入れて加熱し、あと水晒しするか、油炒めしたら棘も一向苦にならないようになるから、これを煮付けに、酢の物に、味噌和えにするとよい。生葉、花を天麩羅にする方法もある。根はたんぽぽ、ぎしぎしの如くささがきして油で炒め煮しめたらよい。

「類似草」あざみは随分種類が多く、田圃の周辺に見られるきつねあざみ、山地に多いやまあざみ、のはらあざみ、ひめあざみ、また海浜に見るはまあざみ等あるが、皆同様に調理して結構である。

のげし（はるののげし）

荒地、路傍到る所に見られる越年生の野草で、一見あざみに似ているが棘なく軟らかで茎、葉ともに切ると白い汁が出る。夏になると茎の頂は分かれてたんぽぽの小型のような黄色の頭状花を開く。

「食用部」若苗、若葉、花。

「食用法」若苗、若葉、花等を油炒めするか、茹でて水晒しした物を和え物、汁の実、煮付けにしてよい。

「類似草」秋に多く見られるあきののげしも全く同様に調理してよい。

「備考」庭の片隅に移植して置いて随時利用することは便利である。

のぼろぎく

明治初年輸入された雑草であるが、繁殖力が旺盛で、現在全国の荒地、路傍、田圃に見られる。葉は互生で羽裂し、たんぽぽに似た小さい草で、春、夏、秋を通じて沢山の小さい黄色の頭状花を開く。

「食用部」若苗。

「食用法」若苗を取り茹でてアク抜きした物は浸し物、汁の実に用いてよい。

にがな

荒地、山野に自生する多年草で、初め地上に三～五葉を叢生し、後、七、八寸の細かい茎を出し、その先がいくつかに分かれて沢山の黄色頭状花を開く。普通は五つの舌状花が集合している。葉茎を切ると白い苦い汁が出る。

「食用部」若苗、全草。

「食用法」名の如く苦い味を持っているが、茹でて水晒しすると苦味はとれるので浸し物、和え物、煮付け、汁の実によい。若苗は根ぐるみ用いて結構である。

じしばり

田野、路傍、荒地一面に繁茂する雑草で、地上に細長い伏枝を次から次へと伸ばして繁茂するので、名前の如く地面をシバルと形容されたもので、春夏の候四、五寸の花茎を出し先端は二、三枝に分かれて黄色の菊の花に似た頭状花を開く。

「食用部」若苗、全草。

「食用法」にがな同様茹でて水晒ししたら結構な蔬菜で、軟らかで和え物、浸し物、汁の実、煮付け、雑炊、何の中にでも入れられて結構戴くことができる。

「類似草」大型で柄のある葉を叢生するおじしばりも全く同様に調理して結構です。

「備考」若苗が一面繁茂する頃、鎌で刈り取り、水洗いして天日乾燥して置いたら適時利用することができて結構である。

ははこぐさ（ゴギョウ）

田圃、路傍、空き地等に見られる越年草で葉、茎ともに白い軟毛で蔽われている。初夏の候、茎の先端に黄色の粟粒に似た頭状花を開く。古来、春の七草の一つとして利用されている。

「食用部」若苗、全草。

「食用法」若苗全部を茹でて水晒ししたものを醤油、味噌等で煮しめるもよく、またアク抜きした物を擂鉢で擂り潰し、米粉、蒸しじゃがいも等を混ぜて蒸すと立派な餅となる。よもぎ代わりに餅、団子に用いると香気は弱いが黄色に着色されて面白い。

「類似草」夏、秋の候になるとははこぐさより葉の狭いやせ型のちちこぐさがでる。また、秋、山地に多く見る茎の長く伸びるあきのははこぐさ、またやまははこぐさ等があるが、皆、若苗は同様に調理して用いられる。

からすのえんどう（ヤハズエンドウ）　野豌豆

田野、山麓の路傍に多く見るまめ科の野草で、茎は四角で葉は互生して羽状複葉で小葉は倒卵形で矢筈形のものが多い。初夏の頃、帯紅紫色の蝶形花を開き、莢《さや》形の実を残し、熟すると黒変し中に十数粒の種子を蔵す。小児はこれを煎りて食べる。

「食用部」全草。

「食用法」若苗の頃全草を刈り取り、いったん茹でた物は汁の実に、味噌煮等によい。莢の出た頃全草を刈り取って適宜刻んで日乾したものは、煎って茶の代用にすることもできる。

「類似草」小型で小葉が矢筈状にならず、小型の莢が四つくらいずつ密集するものがすずめのえんどう、また小さな一個一個の莢に四粒くらいの実を持つかすまぐさ等があるが、皆一様に若苗は茹でて煮物に、成熟後は茶の代用に用いられる。

せり 芹

到る所の田圃の湿地、細流の中に好んで繁茂する多年草で、一株から五、六本の伏枝を出してよく繁茂する。夏、花茎を出して白色の小さな花を開く。

芹はよく食をすすめて腸を利し
精を養い酒毒をも解す

「食用部」若芽、若葉、根。

「食用法」根芹は鍋に油をひき、そこへ刻んだ根芹を入れて炒め、調味料を加えて調理する。葉茎はいったん茹でて水晒しし、ごま味噌等を加味して浸し物、和え物にする。

「備考」夏季には溝、細流の芹には水蛭等の卵が付着することがあるから、一度熱を加えることを怠ってはならない。

おらんだがらし（ミズガラシ）

明治初期頃、欧米よりの輸入草だと言われるが、現在ではほとんど全国の細流、池溝に繁茂している多年草である。節ごとに白い鬚《ひげ》根を出して繁殖する。夏に白色十字花を総状に開く。

「食用部」全草。

「食用法」せりに比べると香気は弱いが、茹でると軟らかな葉となるので、ごま醤油を加味したお浸し物、和え物によい。また即席塩漬け、糠漬け等に用いてもよい。

「備考」一ヶ所に大集団をして繁茂している故、鎌で刈り取り選別して乾燥保存するとよい。また、家庭近くの細流にでも移植しておくと、随時新鮮な物が利用されて結構である。

はこべ（マハコベ、ハコベラ）

到る所の田野、路傍、茶畑、梨畑等に繁茂する、見るからにみずみずしい野草である。

葉は卵型で対生し、全株無毛で緑色である。春夏の頃、花茎の先に白色の小花を開く。雌蕊の先端が三つに分かれている点が特徴である。

はこべこそ産後の古血下りかね
　はらの痛むに薬なりけれ

「食用部」若苗、全草。

「食用法」食用野草の代表的なものと言うことができる。アク気もなく軟らかで直接全草を刻んで汁の実に用いてよく、また御飯に炊き込むもよい。また天麩羅材料に用いるのも面白い。ザッと茹でた物は、ごま醤油等で浸し物、和え物、酢の物、サラダ材、何に用いても結構である。

「類似草」大型で全体に毛のある、うしはこべ、また小型で弱々しい、こはこべ等あるが、皆同様調理して結構である。

「備考」マハコベは古来、整腸の特効があり、殊に盲腸炎にはこのマハコベの煎じ汁が何よりの特効を持つ。だからよく繁茂したマハコベはその開花前に採取して充分日乾して保存するもよく、また庭園の一隅に播種移植しておき、随時用いるのもよい。ただし、うしはこべには薬効はない故、誤ってはならない。うしはこべの雌蕊の先は五つに分かれている。

いぬびゆ（ノビユ）

圃地、路傍、山野に一般に見られる一年草で全草柔軟なり。茎は無毛で直立し、葉は互生して長柄を有し、菱卵形にて先端凹形なり。夏、葉腋より多数の緑色細花を穂状に開く。

「食用部」若苗、葉。

「食用法」若苗、葉をザッと茹でたら何のアク気も臭気もない実に軟らかな菜になる故、ごま、落花生醤油、味噌等で調味して浸し物、和え物、酢の物、煮合わせ、何にでもよい。

「類似草」長い葉柄を持ち、先端の光るあおびゆ、庭園等に栽培されるひゆの類でその葉の色からあかびゆ、むらさきびゆ、はなびゆ等あるが、ともに同様に調理して結構である。

いのこずち

到る所の山野、路傍、山林中に見られる多年草で、根は鬚《ひげ》状をし、茎は方形で剛直に、枝も葉も対生する。葉は長卵形で柄は短い。夏秋の候に葉腋から花軸を出し、緑色の小さな花を穂状に開き、実は長円形の胞果となり、よく衣服、獣毛に付着する。

「食用部」若芽。

「食用法」若芽を摘み、いったん茹でて水晒ししてアク抜きしたものは、醤油、味噌等で調味して煮付けに、和え物に、汁の実によい。

「備考」根は利尿、直経剤として、古来煎用されている薬草の一つである。

つゆくさ（アオバナ）

随所の溝の中、路傍の湿地を好んで繁茂する一年草で、茎は盛んに分岐し、茎葉ともに無毛で節太く、葉は長卵形で尖り、竹の葉に似ている。夏季、碧色の花を開く。

「食用部」若き葉茎。

「食用法」茹でて水晒し、アク抜きした物は立派な菜となる。塩味を濃厚にすることが大切である。ごま、醤油、胡椒、味噌等で調味して和え物、浸し物、煮物によい。

「備考」初夏の候、鎌で刈り取り日乾して保存することもよく、また乾燥物を粉末化して他の澱粉に混入することもよい。

みぞそば（ウシノヒタイ）

原野、山麓、路傍の水辺にもっとも普通に多量に繁茂する一年草で、茎の稜に小逆刺があり、葉はそばの葉そっくりである。秋口に茎の先に淡紅色、上紅下白の花を咲く。

「食用部」若芽、若葉。

「食用法」若芽、若葉をよく茹でて充分水晒ししたものは、普通の菜同様に塩味を強めに調理して浸し物、和え物、煮付物に用いてよい。この種の野草はアク抜きを充分にすることと、塩味を充分強めにすることが大切である。

「類似草」溝の周辺にはおおみぞそば、くさたで等があり、またたでの類にはいぬたで、やなぎたで等も多いが、それ等の葉茎も充分アク抜きしてから調理利用するとよい。

「備考」開花前の栄養分の乗った時期に刈り取って、天日乾燥をして保存することが大切である。

じゅずだま（スズコ）

郊外の水辺に大きな叢を作っている多年草で、葉は稲の葉の如くして広く、肉厚で稈は根元から叢生する。秋口に葉腋より柄を出し穂状の花穂を数本出し、後に角質で光沢の強い硬い苞に包まれた実ができ、熟すると黒変して落下する。

「食用部」種実、若葉。

「食用法」熟した種実を臼で搗いて外皮を去り、石臼にかけて粉末にし、他の雑穀粉、野草粉と混用して団子、蒸しパン、麺類、すいとん等に用いてよい。

若葉は鎌で刈り取り、天日乾燥をして手でもみ、粉末化して利用するがよい。春先から秋口までには同一場所の物を数回刈り取って利用することができる。

「類似草」栽培されるはとむぎは全く同様に調理利用してよい。ただ厄介なことは、種子が熟したものから順次落下するので、その回収法を考える要がある。

はとむぎは古来、利尿、健胃の効があるとされて、また未熟種の液汁は疣《いぼ》取りの効を持つとされ、使用されている。

よし（アシ）

郊外の水辺、山間の湿地を好んで自生する多年草で、古来葉は、ちまきを作る際用いられている。春、根茎から鬚根を出し、中空の稈は長く伸びる。葉は二列に互生し、緑色で平滑に長さ一～二尺に及ぶ。秋口に、稈頭に多数の小穂を密集した紫色の大きな穂状の花を開く。

「食用部」根茎、若葉。

「食用法」春先、沼を掘って根茎をとり、たけのこ、うど等と同様に茹でて煮しめ物に、味噌和え等によい。若葉は天日に乾燥して手もみして粉末化し、種々の穀粉と混用するとよい。

「類似草」同じ水辺にあるかもがや、よしたけ、原野に一面にあるすすき（オバナ）類も皆同様に、その若葉は刈り取って天日乾燥して粉末化し、雑穀粉に混用して餅、団子、蒸しパン、どら焼き、雑炊等に用いることが大切である。

かわちしゃ

郊外の水辺によく見られる二年草で、見るからにみずみずしく美味《おい》しく見える野草である。葉は対生でごまの葉に似、若葉は緑紫色だが、やがて淡緑色になる。夏に葉腋から細い柄を出し、白い沢山の花を穂状に開く。

「食用部」若葉。

「食用法」ザッと茹でたら軟らかな菜となるので、そのまま酢味噌に、醤油、ソース掛けに結構である。

「類似草」春、路傍に叢《むらが》って発育するいぬふぐり、おおいぬふぐり、たちいぬふぐり等、皆茹でてアク抜きしたら和え物、浸し物に結構である。

(3) 山間部に見られる食用野草

あかざ

原頭、山野の路傍に非常に多く見られる一年草で、茎は三、四尺にも伸び、淡緑色で緑色の脈がある。葉は互生し軟らかな緑色で、若葉には紅紫色の粉をつけて綺麗である。夏に小枝を出し、穂状の黄緑色をした細かな花を開く。

あかざをば湯に煎じつつ虫歯には

ふくめなまずを洗ふてもよし
「食用部」若葉、種子。
「食用法」若芽、若葉はザッと茹で、汁の実に、浸し物に、和え物、酢の物、ソース掛け、何にでもよく、また、御飯に炊き込むと風味よく面白い。種子は醤油漬けにすることもあるが、蒸すか煎って外皮を去り御飯に炊き込むとか、また粉末にして団子にしてもよい。
「類似草」葉になにも模様のないのがしろざ（しろあかざ）、小型で緑色のものがこあかざ等であるが、皆同様に茹でて簡単にアク抜きしたら立派な菜となり利用することができる。

いらくさ

山地、山間部の路傍によく叢生している多年草で、茎は二、三尺におよび、葉は葉柄を持って対生し、卵円形で周縁に粗大な鋸歯を持ち、全面に強い毛がある。

「食用部」若芽、若葉。

「食用法」いったんよく茹で水晒ししたものは煮付けに、汁の実に、雑炊に用いて結構である。

「類似草」よく似た葉の小型の物に、おどりこそうがあり、また三、四尺の木質の茎を持ち、ちぢれ葉を持ったのがからむしであるが、ともにその若芽、若葉は茹でてアク抜きしたら同様に和え物、煮しめに、揚げ物に用いられる。

くわ　桑

蚕を飼育するために栽培する桑は、古来薬木として尊ばれたもので、葉は広卵形で互生し、周縁に鋸歯を持ち鮮緑色である。

桑の葉は陰干しにして煎じ飲めば
腹の痛みて吐瀉するを治す

「食用部」葉、実。

「食用法」葉はそのまま揚げ物によく、茹でてちょっと水晒ししたものは煮付けに、また刻んで味付けしたものは混ぜ御飯にしても風味がある。また葉を煎って煎じたものは茶の代用になる。この葉には各種のビタミンが多く含有されていることが明らかにされ、珍重な食品となってきた。葉は発育期に採取して天日乾燥をなし、粉末化して保存し置き、常時澱粉に混和して餅、団子、蒸しパン、ビスケット、雑炊等に活用することが大切である。

「備考」養蚕地の余り桑は一葉も余さず乾燥粉末化し、また養蚕時の残葉もできるだけ活用することが大切である。

われもこう

山野に多く見る愛嬌のある多年草で、全株無毛で葉は奇数羽状複葉で長い柄を持って互生する。秋、小枝の先に穂状の暗紅紫色の無弁花を広楕円形に集結して咲く。

「食用部」若葉、実。

「食用法」実は生食もできるが、煎って御飯に入れてもよい。葉は蒸して茶の代用にもするが、茹でて水晒しして和え物、煮しめ物に用いるとよい。

おみなえし　女郎花

山野に自生する多年草で、春、新芽を出して繁殖する。葉は羽状で対生し、葉茎ともに毛はなく、秋に茎の上に黄色の小花を密集する。古来、秋の七草の一つとされている。

「食用部」若苗、若葉、花。

「食用法」若苗、若葉の茹でたものは醤油、味噌、胡椒等で調味して和え物、浸し物によく、花は茹でて酢の物、ソース掛けにするとよい。

「類似草」おみなえしに似ているが、葉茎全部に多くの毛を持ち、秋、白い花を密集して開くものに、おとこえしがあるが、その若葉は同様に茹でてアク抜きして同様に調理してよい。

の び る

山野、河川の堤防等に見る多年草で、全株にらに似て臭いがあり、地下に白色の円形広卵形の鱗茎がある。春、質の軟らかな淡緑色の葉茎を出す。

「食用部」全草。

「食用法」全草を取り、小型の物は生味噌をつけて生食するもよく、また茹でて酢味噌和えもよい。

「類似草」庭園、田圃の周辺に見る、にらも同様に調理される。にらの葉はよくにら雑炊としても用いられる。また原野に自生するつるぼは春秋二季に二枚向き合って紫緑色の葉を出し、秋に穂状の紫色の花を開く。この鱗茎は茹でて充分水晒ししたものは酢味噌和えによく、また摺りおろして水洗いし粉末としたものは、餅の材料として穀粉に混ずることもできる。

やまごぼう

山間の陰地に自生する多年草であるが、最近は庭園に多く栽培される。葉は広楕円形大形で全面に毛はなく、軟らかで茎も緑色であるが、時に紅色をした肉質で水気の多い円柱状をしている。秋口に花茎を出し、白色の小花を密生し、後に美しい黒紫色の多汁の果実を残す。

「食用部」葉、根。

「食用法」若葉は茹でてちょっと水晒ししたらおいしい菜となる。煮物、和え物、汁の実、何に用いてもよい。根は開花前に掘り揚げ、ささがきにして茹でて二、三日水晒ししたものは金平《きんぴら》風に煮しめたらよい。また、簡単に灰汁を用いて茹でてアク抜きする方法もある。なお、根は田舎味噌に二、三年漬け込んで味噌漬けにすると風味もあってよい。

やまゆり　山百合

山地に自生するが一部は栽培もされる。夏、大きな花を開き、香気強く、花弁は白色で内面に紅小斑点を見る。鱗茎は大形で黄色をしている。

「食用部」鱗茎。

「食用法」鱗茎を蒸すか茹でて充分水晒しして苦味を去り、甘煮にするもよく、また一般煮付けもよい。また煮潰して穀粉、いもの蒸した物等を混合して蒸しパン、ビスケット風に焼いて用いるのもよい。

「類似草」ゆり類のほとんど全部は、その鱗茎は同様に用いてよい。ただし、種類により苦味の強いものがある故、充分水晒しすることが肝要である。おにゆり、こおにゆり、また栽培されているしらたまゆり、てっぽうゆり、ひめゆり、またチューリップ等皆同様に調理することができる。

くず　葛

山野に自生する強健な蔓草で、葉は三つの円い小葉が集まって一枝の大型の葉となり、その質強くかつ厚く、裏に毛が多い。秋、葉腋から花柄を出し総状に紫赤色の蝶形花を開く。秋の七草の一つとして親しみが多い。

　葛だんご諸病にたたる事もなき
　　胃の熱を去り食をすすむる

「食用部」根、若芽、葉、花の蕾。

「食用法」若芽、葉、花の蕾等は一度茹でて和え物、酢の物、煮物に用いられる。根は細かに切り油炒めにして、煮付けるもよく、汁の実に用いるのもよい。また、くず澱粉に再生して用いるのもよい。この澱粉は貴重な薬効がある。

「類似草」少し形は違うが、からすうりとかかたくりの根も、くず根同様に澱粉に再生すると貴重な澱粉給源となるので、他の野草粉等に混じて経済的な食物更生を図ることが大切である。また、ふじは、その葉、花はくずの葉、花と同様に用いることができる。

わらび　蕨

山野に自生する多年草で、地中に長い匐茎を持ち、よく繁殖する。葉は三角形で二、三尺に及び、葉片は羽状に分かれ裏面に子嚢群を持ち、早春未開の新芽を食用とする。

蕨をば多く食へば気もふさぎ
　はらもはるなり目をも損ずる

「食用部」新芽、根。

「食用法」新芽（わらび）はいったん茹でて水晒しするか、または灰汁を用いて茹でて水晒ししてアクを抜き、そのまま醤油、酢、味噌等を用いて調理するもよく、また天日に乾燥して保存し、適時水にもどして使用するがよい。調理は煮しめ、混ぜ御飯、汁の実、寿司の子等によい。根は搗き砕き、その中の澱粉を水で洗い出して澱粉粉とする。これに野草粉、雑穀粉等を混じて加工調理するがよい。

「類似草」大型のものに、ぜんまいがある。わらびと全く同様に調理してよい。これも乾燥保存することがよい。

くさぎ

山野に自生する落葉木で、葉は互生し卵円形で先端は尖り、短毛に蔽われ、長柄を持ち臭気が強い。

「食用部」嫩葉《わかば》。

「食用法」嫩葉をよく茹でて水晒しすると臭気は一掃される故、これを煮物、浸し物、和え物にしてよい。またいったん茹でた物を天日乾燥して粗粉化し保存することもよい。

「類似草」少し様子も違うが、うこぎの葉、やまあじさいの葉も茹でて水晒ししたら、同様に調理利用される。

からすむぎ（スズメムギ）

野原、荒地、田圃の付近、路傍に見られる越年草で、稈は麦稈様で、葉は互生する。実は緑色小穂で下垂し、芒《のぎ》の長さは七、八分くらいである。

「食用部」種実。

「食用法」種実を取り、臼で搗いて粉末とし、他の雑穀、いも類と混合して団子、餅風にして用いたらよい。

「類似草」似た麦で、実に芒のないものにオートムギがある。この実も同様に調理される。この外、少し様子の変わったものに、こめがや、かやの類の実、竹の実等も皆使用法は同様で、粉末化して穀粉、いも類、野草等との混合調理がよい。

かわらけつめい（ネムチャ）

原野、荒地に自生する一年草で茎は一、二尺になり、葉はくさねむに似て、小さな葉が両側にキチキチ沢山並んでいる。夕方になると葉がとじる。初秋の候、茎の上方葉腋から花軸を出して小さな黄色の花を開き、後に一寸くらいの莢《さや》ができ、中に種子が一列に並んでいる。

「食用部」茎、葉、種子。

「食用法」若苗の全草は油炒めするか、茹でてアク抜きしたら汁の実に、煮物に用いてよい。相当熟した全草は刈り取って細かに刻み、天日乾燥をしておき、適時煎って茶の代用に煎用するのがよい。古来、豆茶、浜茶、弘法茶と称えられている。

「類似草」からすのえんどう、すずめのえんどう等、皆同様に用いることができる。

(4)　**河沼、海岸付近に見られる食用野草**

はまえんどう

海岸、砂地に非常に沢山自生するまめ科の植物で、一、二尺に伸び、普通のえんどうに似ている。開花後一寸余りの莢を残し中に種子を蔵す。

「食用部」若苗、種子。

「食用法」若苗全草を取り、茹でてアク抜きした物は、かわらけつめい、からすのえんどう等と同様に汁の実、煮付けに用いるとよい。実は若いものは莢のまま、熟したものは中の種子を煮付け、煮物に用いてよい。
「備考」若苗を沢山刈り取って日光乾燥をして保存し、不時の要に用いることが肝要である。

はまぼうふう　海防風（ヤオヤボウフウ）

海岸砂地を好んで広く繁殖する宿根草であるが、近時庭園等に栽培するのを見る。葉はのだけに似て再羽状複葉で、初めは少し紅紫色を帯びているが、後、緑色となり、小葉の周辺には小鋸歯を持つ。春の初めには砂地から葉を叢生するが、夏になると花柄を出して五弁の小花を傘状に咲く。

防風は風邪の頭痛目もまひて
　　　涙やねあせたるるにもよし

「食用部」若芽、成葉、葉柄。
「食用法」若芽はそのまま生食するもよく、ソース掛け、魚肉のツマ、洋食のツマにもよい。また、若芽、成葉ともに茹でた物は酢、醤油、味噌等用いて和え物、煮物によい。また葉柄のみを取り、刻んで酢につけたものは風味もよく、古来、風薬《かぜぐすり》として用いられてきたものである。
「備考」海岸で根掘りしてきて、庭先の日当たりのよい砂地に移植しておき、随時利用するがよい。なお、沢山採取された場合は、乾燥保存が望ましい。

あしたば（ハチジョウソウ）

本州中部地方海岸に自生する多年草で、はまうど、はまぼうふうに似ている。葉茎を切ると淡黄色の汁を出す。葉は再羽状複葉で葉縁に鋸歯を持ち、肉厚なるも柔軟で毛なく光沢強く、冬は緑色をする。発育極めて旺盛で、今日摘み取ってもまた明日はもと通り伸びていると言う点からつけられた名称だとも言う。

「食用部」若芽、葉茎、根。

「食用法」若芽、茎葉は茹でて和え物、酢の物、汁の実によく、また御飯に炊き込むのもよい。根は掘り揚げて外皮を去り、内部を煮物にする。いもに似た味を持ち、風味もよい。

「類似草」はまうど、はませり等、皆同様に若芽、葉茎とをアク抜きして調理することができる。

おもだか（ハナグワイ）

池溝、廃田等に自生する多年草で、葉はくわいに似て箭形《やがた》で狭く、切り込みが長く、葉脈は裏側に隆起す。秋に花柄を出して白色の三弁花を中軸に輪生する。秋に泥中に地中枝を出し、その先端に小型塊茎を生ずる。

「食用部」若芽、塊茎。

「食用法」若芽を茹でて水晒し、アク抜きしたものは煮付、煮しめ、汁の実等に用いてよい。塊茎は茹でて煮付物、酢の物によい。

「類似草」栽培されるくわいは上々の食品で、同様に調理利用される。くわいの塊茎は味噌田楽に、また煮潰していも類等と混用して甘煮にするのもよい。

じゅんさい（ヌナワ）

池溝に密生する多年生の水草で、根茎は泥中に横行し、茎は円柱形で水中に沈在する。葉は茎に互生し、細長の葉柄を持って水面に浮かぶ。楕円形楯形をし、表面緑色光滑なり。下面は帯紫色にて寒天様の透明粘着物にて蔽わる。

「食用部」若葉。

「食用法」水中にある未開の巻葉を取り、茹でた物を汁の実に、煮物に用いてよい。

「類似草」沼地にあるおにばす、こうほね等も若芽は同様に調理して用いられる。

ひし 菱

沼地によく繁茂する一年生水草で、根を泥中に張り、茎は水中を伸びて節より羽状の水中根を発す。葉は叢生して水面を蔽い、菱状三角形で鋸歯あり、表面光滑で裏面隆起脈多く毛を持つ。径二寸くらいあり。

「食用部」種実。

「食用法」種子は生食もし、また蒸すか、煎るかして搗き砕き、内核を取り出して食する。

「類似草」おにびし、ひめびし等皆同様に用いられる。

ゆで菱は積熱を解し渇を止め
酒毒を消すよ少しづつ食へ

(5) 屑柿の利用——柿酢製造

イ、原料　蔕虫《へたむし》の被害果、その他暴風雨等で落下した柿を原料とする。甘柿、渋柿いずれにてもよく、九月以降のものがよい。

ロ、操作　柿酢を作るには屑柿の蔕《へた》を除き、土砂の付着せるものはよく洗浄し、壷または桶に入れ、約一ヶ月間放置する。床下、縁の下等の如き通風よき場所に置くと、二週間くらいにして炭酸瓦斯《ガス》が発生し始める。三週間にして最高潮に達し四週間目頃より次第に衰え、約一ヶ月後には汚物の沈殿を生じ、上部に不透明な溷濁液《こんだくえき》ができる。この時、一方によく洗浄した川砂を笊《ざる》の底に敷き、桶の上に置いてこの発酵液を笊の中に注ぐと、核《たね》、土その他の雑物は笊の中に残り、柿汁は砂に濾されて下の受桶に入る。濾過液を暫時放置したる後、上澄液をサイホンで分離する。この液を再び桶等に入れて発酵させ、そのまま一～二ヶ月貯蔵すると、酸味に富んだ透明な橙色の甘味ある独特の食酢ができる。柿実一斗よりおよそ柿酢三～四升得る。

ハ、製造上の注意

A　製造は、秋の初めよりも終わり頃のほうが良品を得られる。

B　柿の原形が崩れて溷濁液が多量に溜まりたる時、ただちに濾過操作を行うこと。遅きに過ぎると良品を得難い。

三、野菜の利用加工

(一) 野菜・果物・茶殻の利用

1 大根菜

大根にはビタミンCが含まれているが、その大部分は葉に含まれ、根の白い部分の六倍も多く、その上AやB_2を大量に含んでいます。

ビタミンCの宝庫とも言われる大根の葉が惜しくも捨てられることは、実に非科学的と申すべきです。ゴツゴツした大根の葉も細かに刻んで御飯に炊き込んだり、味噌汁の実、コロッケの中に入れ、また糠味噌、塩漬けにして細かに刻んで食べます。

漬物の季節など一時に食べ切れぬほどある時には、笊《ざる》に入れ、沸き立っている釜の中に三〇秒ほど浸してから陰干しにして貯えておくと、いつまでも色の変わらぬ乾燥野菜となります。野菜不足の折、随時出して利用するようにしましょう。

2　にんじんの葉

細かに刻んで空揚げや掻き揚げにするとよく、また蒸しパン等を作る際、細かに刻んで入れるか、湯がいて和え物として利用します。

3　じゃがいも

皮は普通一〇～一五％ほどできるが、これを蒸して皮をはぐと二％くらいですみますから、生薯《なまいも》の皮を剥ぐことを止めて、皮つきのまま蒸してから皮を除くようにしましょう。

芽の部分にはソラニンという毒素が含まれておりますから、生食用調理の場合は芽の部分を除きますが、この毒素は熱によって破壊されますから、蒸して調理する時はその必要はありません。

現下、重要食糧としてじゃがいもの需要は急激に増して来ました。種薯不足の折りは芽の部分を部厚につけて切り取り、一芽植え栽培に利用し、他の部分を食料に供することもよい方法であります。

前大戦中ドイツは極度の食糧難に対処する策として、種薯節約の目的から料理の際生ずるじゃがいもの剥皮を種として増産を計り、相当の成果を挙げました。

剥芽したらただちに木炭を塗布して、その日の中に畝幅二尺、株間八寸くらいに、豆類を播下する場合のように播きて、後、覆土します。また、温床等で催芽してから定植することもよい方法です。

4　さつまいも

皮ごと食べるようにし、葉は若茹でにして暫時水に晒し、酢味噌、三杯酢にすると結構よい食品となります。さつまいもの蔓《つる》はアクが多いから、水一升に対し草木灰二五〜五〇匁を入れ、掻きまぜて上澄液で茹で、水洗いすればアクが抜けます。こうして茹でたものを乾燥の上、貯蔵して随時利用しましょう。

5　かぼちゃ

かぼちゃのビタミンは肉質部に少なく、わたの部分には肉質部の三倍近くも含まれています。煮る時は種子を除き、わたごと煮ると甘味のある煮物ができます。また、わただけ集め少量の水を入れて煮溶かし、二杯酢の味をつけ、野菜、海藻、酢魚を和え、また味噌和え、ごま和え等に利用すると美味しくいただけます。

種子は一昼夜塩水に浸して、後、これを干して貯えます。この種子をフライパン等で煎り、中味をごま代用に利用します。

花は茹でずに小切りにして酢の物、吸い物に取り合わせるか味噌汁の実とし、また開花せぬ内は糠味噌漬け、葉柄は味噌汁の実として利用します。

6 なす

柄の硬い芯だけ取り去り、乾かして貯え、ぜんまいのように調理して食べると美味しくいただけます。

7 みかんの皮

充分干しておき、これを洗濯に利用しますと石鹸代用として役立ちます。あるいは充分乾燥したものをすり鉢で粉末にして貯えおき、パンいも、菓子等を作るときに材料の一〇%くらい入れると風味のよい食べ物ができます。

かくすると、砂糖の使用量が二〇%くらい節約できます。またみかんの皮にはビタミンAが多く含まれ、皮には実に比べて約七倍以上も含まれ、Bは果実に多く、皮の一倍半もあります。戦時下、栄養確保の上から皮も食料に供しましょう。

8 りんご

皮は果肉よりビタミンCの含有量多く、三～五倍も含まれていますから、よく洗って皮ごと食べるのが現今の食べ方であります。

梨でも柿でもすべて同じで、皮ごと食べる習慣を身につけましょう。柿、りんごの皮を充分乾燥して粉末にしておくと、砂糖代用品としても調法なものです。

9　食料としての茶殻

緑茶は、製造過程で生葉中にあるビタミンCが酸化酵素の作用を受けずに保存され、熱湯中に入れても破壊されない特質があります。

ビタミンCは伝染病に対する抵抗力を増進するに役立ち、またカロチンは体中でビタミンAに変化します。またビタミンB_2も多量に含まれ成長促進の効があります。タンパク質の含量は玉露程度で四○%、煎茶で二五%内外ですから、現代食として茶殻を早速利用すべきであります。

茶殻をよく干し粉末にして、雑穀粉やいもと混合し、団子、パンに混入すると美味しく食べられます。

あるいは飯に炊き込み、雑炊に入れ、味噌汁の実としたりしますが、この場合野菜を併用するとなおよく、食べられない人は最初わかめの汁に混ぜると食べられます。この外、和え物、酢の物、ねぎぬたに若芽の代用として同量くらい用いたり、掻き揚げ、そばがきに混ぜて使います。

10　茹で方

加熱による栄養素の損失を防ぎましょう。

以上は目に見える無駄を省く方法ですが、さらに考えなければならないのは、鍋の中で加熱中に失われる栄養素の損失であります。野菜を茹でると栄養分が茹で汁の方に流れ出したり、ビタミンCが壊れたりしますが、その程度は切り方の大小や水から茹でたり、熱湯に入れて茹でたり、茹で水中に

茹で方の相違による野菜成分の損失

野菜と処理法	蛋白質の損失量	無機質の損失量	糖分の損失量
じゃがいも＝水から茹でた場合	16	19	
同　＝熱湯で茹でた場合	8	約19	
同　＝皮付のまま茹でた場合	微量	微量	
にんじん　＝賽の目に切りて茹でた場合	42	47	26
同　＝中位の大きさに切って茹でた場合	42	47	26
同　＝大切りにして茹でた場合	20	25	16

（ミネソタ農事試験場報告54号による）

淡水および塩水で茹でた場合の鉄分の損失

野　菜	淡水で茹でた場合	塩水で茹でた場合
じゃがいも	63.2	83.7
にんじん	16.4	27.8
キャベツ	27.4	40.7
たまねぎ	46.5	71.4
ほうれんそう	19.3	47.4
莢豆	24.5	38.8

（スタインバーガーによる）

塩気のあるなしや、茹で時間の長さなどによりて違います。

すなわち切り方が小さい方が、大きい場合より損失多く、材料を水に入れて茹でる方が、熱湯に入れて茹でる場合よりも損失が多く、塩水で茹でる方が、淡水で茹でる場合よりも損失が多く、茹で時間の長い方が短い場合よりも損失が多いものです。それ故、野菜を茹でるときはなるべく大切れとし、塩の入らぬ熱湯に入れて短時間茹でるように心懸けるとよいのです。一番よいのは茹でる代わりに蒸すことです。

なお、野菜中に含まれているビタミンCはとくに熱に弱く、数分間の加熱で含有量の半分以上が壊れてしまいますから、つとめて生食や短時間の熱処理で食べられる油炒めなどにして食べることをお奨めいたします。

野菜生食と云えば、単調ですぐ飽きるように考えられる方があるかも知れませんが、おろし、なます、酢もみ、酢味噌、サラダ、即席漬け、糠味噌漬けなどいろいろ調理法がありますから、上手に工夫すれば飽くことなく生食を続けることができます。

生食において特に注意を要するのは、私達に害を与える寄生虫や細菌類が付着しておらぬようにすることであります。これがためにはできるだけ新鮮なものをよく洗って、腐敗の場所を切り取ることであります。

◎　茹で方のこつ

青菜類を特に色を美しく茹でる場合は、普通一リットルに対して重曹一グラムを加え、蓋を取って茹でます。葉緑素はアルカリ性の時は分解せず美しい色を保持しますが、酸に逢うと分解して色が褪《あせ》てしまいます。

茹でる時は短時間に茹でることが必要で、これは野菜には一般に揮発性の酸類を含んでいることが多いから、早くこれを蒸発させてしまって茹で湯の酸性になることを防ぐことがよくするこつであります。

（二）乾燥野菜

野菜物のみならず、一般食物を腐敗させずに長く貯蔵する方法としては、缶詰にするとか、あるいは塩漬けにするとか、色々の方法が利用せられておりますが、これらはいずれも製造に相当な機械設備を要したり、またいずれもこれよりも大きな容積になり、その上重くなるのが原則であります。

食品の如きものが腐敗、変色、変質する最も大きな要素は何であるかと云いますと、その物に含まれている水分である場合が最も多いでありましょう。

食物が腐るというのは、腐敗菌がその食品に付着し、水分と適度の温度を与えられた時に、その食物を養分として繁殖する現象であります。物が発酵する、すなわち味噌の如きも放っておけばどんどん発酵を起こして酸っぱくなります。これも水分がありて発酵菌が生活し得られるからであります。秋に虫干しをすると云うのも着物や書籍などから水分をとって乾かし、黴《かび》や虫が発育し得ない乾燥状態にするためであります。

水分の存在が、かくも、ものの貯蔵には大きな関係をもっております。ここに考えを及ぼして、食物の保存に水分を取り除く方法を応用したのが食物の乾燥であります。

1　乾燥野菜の利点

(1)　重量の軽減

乾燥物と生原料との持っている重量の差は見逃せぬ点であります。野菜、果物はその重量の半分以上、ある物の如きは九九%くらいまで水分で占められております。これを乾かした場合を考えますと、乾燥野菜類の水分は一〇%前後でありますから、その差だけ水の重さが野菜から取り去られることになります。

たとえば、生トマト一〇〇貫目は、乾燥トマトにすれば一〇貫目前後に成るのでありましょうし、一〇〇貫目のほうれんそうから乾燥野菜を作ると七、八貫目のものとなります。しかも実際には皮や種子を除いて乾かすから、トマトならば一〇〇貫目より三貫目前後、ほうれんそうならば五貫目前後になりますから、経済的に云えば重さで料金を取る輸送には大きな節約になります。

(2)　容量の軽減

重量の軽減とともに容積もまた減じ得られます。特に圧搾するとか、粉末にするとかすれば何分の一、あるいは何十分の一の容積ですむことになります。

この重量と容積の軽減こそは輸送上において最も便利を蒙《こうむ》るもので、品質保持の特点に加えて、輸送上また船舶航運上、非常に重要視される所以であります。

しかし食糧問題という大きな点からみて、乾燥野菜、乾燥果物の最大の目的は収穫物の安全な貯蔵にあるのであります。

貯蔵に堪え、輸送に便利でしかも栄養価値豊富なれば、これに越した方法は無いでありましょう。

2　乾燥の意味

ただ単に野菜を乾かすだけならば誰にもできます。乾燥野菜と云っても全く無水状態またはこれに近い状態に乾かすのは拙《つたな》い方法であります。乾燥野菜の第一の目的は貯蔵にあります故、できるだけ生に近い状態にして腐敗、発酵、黴《かび》の生えない状態にする必要があります。

水につけると再び元の状態にかえり、新鮮な野菜または果物にかえるように乾燥したいものであります。

貯蔵に差し支えない範囲に水分を残す乾燥程度が良いのです。一二〜一三%以下の水分量でなければなりません。

パリパリの無水状態にすると貯蔵には良いけれども、なかなか還元せず味も無くなります。良い例は秣《まぐさ》で、これは本当の乾燥状態に近くなっているのでありますが、あれを水につけても私達の作る乾燥野菜の水分は一〇〜一五%くらいに含ませて乾かしたものであることを念頭において実行したいものであります。（編集部注、このフレーズ原文のまま。意は、カラカラに乾いている秣でさえ一〇〜一五%の水分がある、そのことを念頭において乾燥するとよい、ということと思われる。）

3　乾燥野菜の食品的価値

野菜の栄養価値であるところの無機質やビタミンについてはどうかと云いますと、ビタミンCは加工のため減少いたしますが、それ以外は相当栄養分は残存しております。

ほうれんそうをまず前処理（煮沸）する場合、ほうれんそうのビタミンを全体で一〇〇として一〇秒で六〇%、二〇秒から三〇秒で約半分、一分間で三分の一と云う風にそれぞれ減少をみます。

今これを一〇秒煮沸して乾燥にかけた場合、三分の一程度のビタミンCは減少しているのでありま す。すなわち乾燥野菜の場合には、ビタミンCの減少はやむを得ないとしなければなりません。

4　乾燥野菜の製法

材料の選択

優良な乾燥野菜を得るためには、優良な原料を必要といたします。

①枯葉、虫等を除く。

②熟度の同程度のものを選ぶ。
③同一品種のもの。

洗　浄

充分に水で洗い、土砂その他の付着物を除去しておきます。乾燥野菜はそのまま使用するから、乾燥前に充分清潔にしておくことです。

切り方

根菜類……里芋、れんこん以外のものは皮を剥《む》かず、斜めに一分くらいの厚さに切ります。この際、厚すぎると乾燥が困難であり、また薄すぎると乾燥処理において味が抜けてしまいますから、厚さは全部一様にします。

葉菜類……葉と葉柄と茎の乾燥程度が異なるから、以上の三部は区別して切ります。厚い部分には切れ目を入れて、水分を早く蒸発させるようにいたします。

前処理

①熱湯処理

材料を煮沸している湯の中に極めて短時間浸漬いたします。これを短時間高温処理と云います。これを行う理由は乾燥野菜の貯蔵中における変色を防ぐためであります。すなわち酵素、タンニン、リグニン等の物質が作用して変色しやすいからこれを防ぐため、もう一つは蛋白質の分解によって不愉快な臭気を生ずるから凝固させるためであります。この場合のビタミンCの消失は熱湯処理をしない場合よりも安定であります。また熱湯処理を行うと料理の際に還元が非常に容易であります。

熱湯処理の時間

根菜類（いも類、にんじん、ごぼう）三分ないし五分。これは沸騰してからの時間であります。葉菜類は各部分によって時間は違います。葉片一五～二〇秒。葉柄は一分間、茎は三分間であります。ただし、ねぎ、きゅうりは熱湯処理は行いません。

冷却操作

熱湯処理の済んだものは迅速に冷水中に浸けて冷却いたします。この場合水はなるべく冷たい方が宜《よろ》しいのです。冷却操作を行うと色の上がりが非常に綺麗にでき上がります。

殊ににんじんは三回繰り返して冷却操作をすれば製品の上がりは鮮やかであります。以上の操作が済んだならば、簀子《すのこ》のようなものの上にあげて充分に水分を切るのでありますが、この際、押したり絞ったり等はしないことであります。これは大切な栄養分を含んだ液を押し出してしまうことになるからであります。そして、冷却、水切りが終わったら乾燥機にかけます。

乾燥機は電熱利用のものと他の燃料（炭火）を用いる家庭的なもの等でありますが、いずれの場合でも最も大切なことは、中の空気が絶えず動いていることであります。それとともに中の温度は一定の温度に達していなければなりません。最も簡単な乾燥機の作り方を次に掲げます。

ストーブや火鉢の上にものを乾かす理論の応用で、少し大きくした装置は土地を掘り下げて木炭のごとき火を起こし、上に木を渡した棚を設けて、棚に野菜をのせて乾燥いたします。

天井には蒸発した水蒸気を抜くべき換気口を設けます。云うまでもなく、乾燥野菜はその野菜の組織を破壊せずに乾燥することを目的とするものでありまして、それには一定の温度と湿気が必要であります。そして乾燥機中の空気が循環していなければなりません。空気が飽和状態にあると野菜はカラカラになりすぎたり、または蒸れてしまいます。また、最初からあまり中が乾燥しておりますと製品の表面ばかりカラカラになって、内部の水分が外に発散するのをさまたげられますから、温度は一

乾燥機の作り方

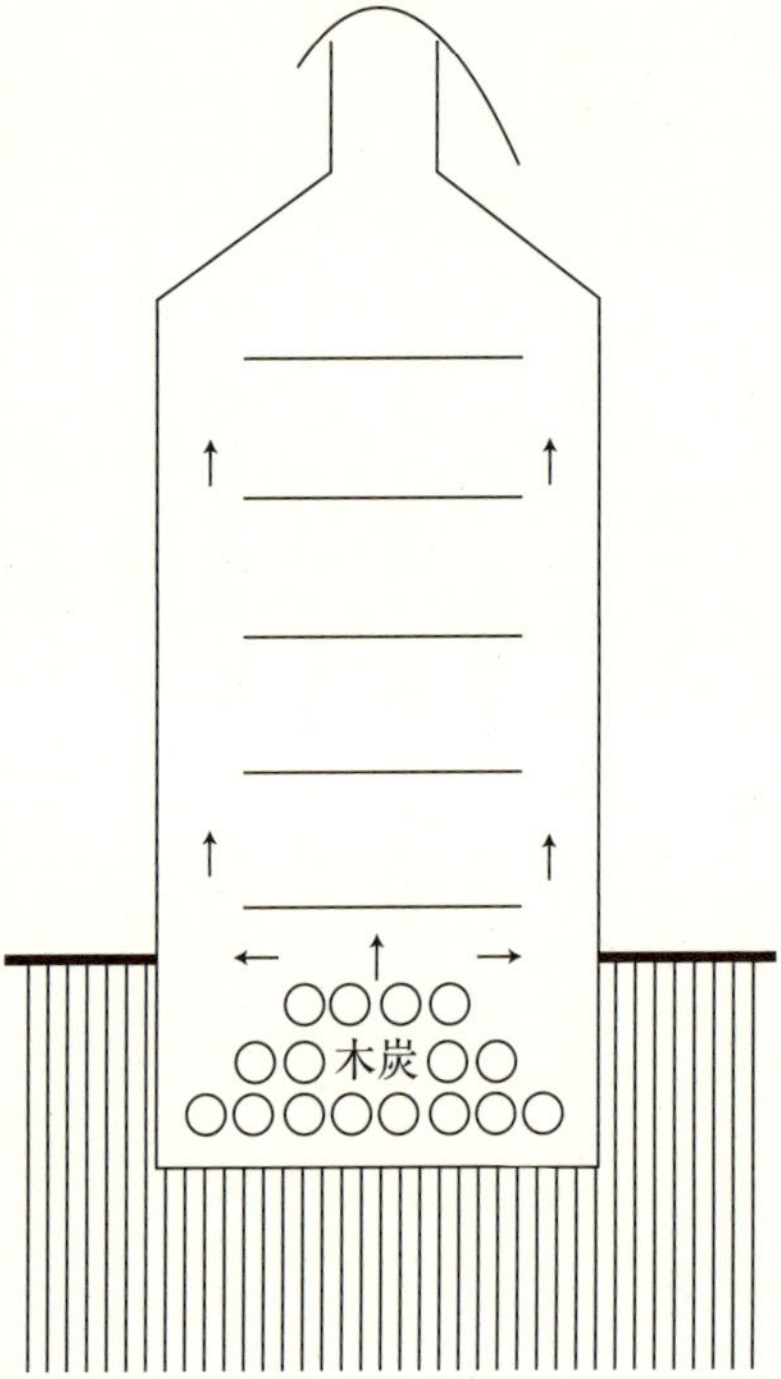

定に上げてしかも湿気を保たせ、そして次第に温度を上げて中を乾燥させます。この温度の調節によく注意することであります。

温度は葉菜類の場合は五〇～六〇度（編集部注、摂氏の温度）、根菜類はややこれよりも高くいたします。乾燥時間は大体五～六時間であります。

仕上げ

乾燥機から取り出す時期は、乾燥機の中に手を入れてみて、湿った感じの時はまだ早いのであって、カラッと乾燥した時に一片を取り出してようやく折れる時がよいのです。中から汁が出たりする時はまだ早いのです。乾燥機から取り出したものは、風通しのよい所で熱をさましてから貯蔵いたします。葉菜類七％、根菜類一〇％の水分含量をもってできあがりといたします。そして、色、香味等、生物《なまもの》と違わないのがよろしいのです。

保存法

カビ、虫等に注意し、空き缶に入れて密封貯蔵して冷暗所に置きます。

次に一つ一つの作り方につきまして記します。

5 根菜類

まず清水でよく洗浄し、土砂、塵埃等の付着物を除去し、不良品を除きます。れんこん、里芋は皮を剥ぎ、にんじん、じゃがいも等はよくタワシで皮を洗う程度とし、にんじん、ごぼうは一分くらいの斜め切り、じゃがいもは一分くらいの輪切り、里芋も同様にし、れんこん、ごぼう、じゃがいものようにアクの強いものは、切ったらただちに水の中に浸けておきます。

乾燥の温度と時間

にんじん	摂氏六〇〜七〇度	五時間
ごぼう	同　七〇〜八〇度	四時間
じゃがいも、里芋	同　六〇度	五時間
れんこん	同　六〇〜七〇度	八時間

6　葉　菜　類

最初、綺麗に清水で洗って枯葉を除き、ほうれんそう、小松菜、水菜は葉、葉柄、茎の三部分に、白菜は葉柄と葉に区別し、キャベツ（甘藍）は葉の薄いところと厚いところとを別々に切り、脈は長さ三分、幅二分でかなり薄く一分程度に切ります。

熱湯処理時間

葉　片　ほうれんそう一五〜二〇秒。京菜、水菜三〇秒。白菜、キャベツ一分。

葉柄および茎　ほうれんそう葉柄一分、茎二分。白菜二分。京菜、水菜、小松菜五分。キャベツ（脈）二分。

乾燥時間と温度

白菜　　摂氏五〇～六〇度　　四～五時間
水菜　　同　五〇～六〇度　　四～五時間
キャベツ　同　六〇～五〇度　　五時間
ねぎ　　同　六〇～五〇度　　四時間

乾燥野菜の還元

乾燥野菜の還元とは、乾燥野菜を調理するに際して、これを熱湯につけてもどすことであります。

還元時間

小松菜一五～二〇分。白菜、キャベツ二〇分。根菜類二〇～三〇分。乾燥野菜は調理する時に必ず熱湯中で還元しなければなりませんが、これに用いた湯の中には栄養分の流出が多量にありますから、捨てることなく調味して使用するようにすることです。煮物として使用する場合には、少量の湯で充分に還元するまで水煮して、そのまま調味料で味付けをすることであります。

天日乾燥

以上述べたような方法は、乾燥野菜の製法として理想的なものでありますが、家庭燃料が窮屈になるに従って天日乾燥もまた重要視されております。

天日乾燥の欠点

①経済的でありますが、長時間を要します。

②屋外のため、ごみがつきやすい。

7　野菜別の乾燥法

（編集部注、じゃがいもなど、項目で重複しているものがあるが、そのままとした。）

にんじん

よく洗って皮のまま一分厚さの斜め切りとして、三分間熱湯処理をして日陰で乾かします。

じゃがいも

薄く一分厚さで切って一分間熱湯処理して、直射日光で乾燥いたします。夏期は午前一〇時頃から午後五時頃までできます。

キャベツ

葉、葉柄に区分してそれぞれ熱湯処理して陰干しにします。

ほうれんそう

葉、葉柄、茎の三部分に区別してそれぞれ熱湯処理をして陰干しにします。

かぼちゃ

一分くらいの厚さに切りて二〜三分間熱湯処理して陰干し乾燥にいたします。

瓜類

一方を切り、箸で中の種子を取り二分くらいの螺旋状に剥いで、棒にかけて風通しのよいところで乾燥いたします。

なす

①二～三分くらいの輪切りとし、一％の食塩水に二〇～三〇分浸漬して日干しにします。

②縦四つ割として、ヘタのところは切らずにそのまま付けておき、一～二分間熱湯にくぐらせて軒下に吊して乾燥します。

じゃがいも

水洗い剥皮して一～二分の厚さに切り、熱湯中で四～五分間煮たものを乾燥枠に並べて煎餅のようにカラカラに乾燥する。使用する時は水戻しして使うか、そのまま使用してもよい。

にんじん

水洗いして一分厚さの輪切りあるいは短冊に切り、熱湯中でやや軟らかになった頃取り出して、水切れを見て乾燥する。折れる程度に乾燥する。

たまねぎ

水洗いし、たまねぎは剥皮して縦二つに切り、ねぎは長さ一寸五分、筒切りとして蒸し器ならば三～四分、湯煮は五分以内、ねぎ類は煮熟せぬ方がよいのであるから、ちょっと湯をみせる程度にして、後、乾燥する。

甘藍

葉柄は除き、細切りとして五〜一〇分間湯煮をして乾燥する。

ほうれんそう

水洗いして葉を離し、水一斗に対して重曹四匁、食塩四匁の混合液にて三〜四分間煮て水にさらし、取り出し、布でよく水気を去り、枠に一枚ずつ並べて乾燥する。乾燥器の温度は一六〇度〜一三〇度（編集部注、摂氏五七〜四〇度）で終わる。緑色の葉菜類はこの方法でよい。

菜豆

寸に切り湯煮をし、やや軽くなった時取り出して乾燥する。湯は前記の重曹、食塩水を用いる。その他菜豆類はこれに準ずる。

トマト

水洗いして熱湯に投じ、ただちに取り出して冷水に浸して冷却してから、指先で皮を剥ぎ、五分厚さに切り、乾燥器で乾燥する。初めの一二〇度（編集部注、摂氏三五度）くらいより順次高温とする。最初から温度が高いと汁が浸出して品質を害する。

かぼちゃ

皮を剥ぎ、厚さ五分の大きさ適宜に切り、六〜七分蒸し、枠に並べて乾燥する。

食茸類

水洗いして石づきを去り、松茸の如きは、大型のものは二つ切りまたは四つ切りにし、後、食塩水（水五合に塩大さじ一杯、酢小さじ二杯）の中に三〇分間浸して取り出し、水気を拭い乾燥する。乾燥機をもってするも可。

里芋、八頭《やつがしら》

水洗いして剥皮して五分厚さに切り、湯煮しやや軟らかくなった時取り出し、乾燥器で乾燥する。

大根

千切干しは、洗った大根を桶上に架し、大根突で末端から削り、これを桶に集め簀《すのこ》の上に広げて数回攪拌反転して乾燥する。割干大根は包丁で大根を細く割り、揃えて乾燥する。

干たけのこの製法

たけのこの皮を剥ぎ、縦に数片に割り、あるいは鉈で削りこれに重炭酸曹達《ソーダ》微量を、または米糠を加えた熱湯で食用になる程度煮て、ただちに冷水中に入れよく回して、これを竿に掛けるかまた簀上で乾燥する。

干ふき

若いふきの葉柄を熱湯に入れ二〜三分間茹でる。この際、食塩の少量または重曹の微量または灰汁を入れると色留めがよい。

茹でたらただちに冷水に入れてアクを抜き、外皮を剝ぎ、籠に並べて天日乾燥する。また茹でるに硫酸鉄の少量を入れると色がよくなる。

干ぜんまい（干わらび）

採集したものは綿毛を除き、木灰を加えた熱湯中で二、三分間茹で、引き上げて冷水で二〜三時間浸漬してアクを抜く（茹で時間が長いと製品の色沢が悪くなる。足りないと黒変する。過ぎると茶褐色となる）。これを天日または火力によって乾燥する。

ごぼう

①薄く斜切りにして一週間くらい陰干しにいたします。
②熱湯を被《かぶ》るくらい加えて、落とし蓋をして湯の冷めるまで置き、すくい上げて日干しにします。

たまねぎ

薄く切りてバラバラにほぐして陰干しにします。

大体以上の通りでありますが、天日乾燥によるとビタミンはほとんど残存いたします。

乾燥野菜の還元の悪い理由としては、熱湯処理の不完全また乾燥方法が悪い場合等であります。

さつまいもの生切り干し

さつまいもは貯蔵して食用に供することが最も適当でありますが、腐敗によって損失を生じますから、生のまま乾燥してこれを利用するのも一方法であります。

①製　法

原料さつまいもを水にて外皮を完全に除去し得る程度まで洗浄し、前日夕方までに縦横三ミリ、長さ四ミリくらいに割り切りし、骰子《さいころ》状となし、〇・三％の塩酸水に一夜浸漬してアクを抜き（この処理により米飯に混入し炊爨《すいさん》するも着色せず、また搗砕し、さつまいも粉とするも白色で外観優良なり）、翌朝笊《ざる》上に取り、水を切り莚《むしろ》一枚には四キロくらいを散布し時々攪拌し、できるだけ一日で大体乾燥ができるようにします。夕方二枚分を一枚の莚に集め、なお二、三日陽干し、充分乾燥してから袋また俵に入れて貯蔵します。歩留まりは原料によって異なりますが、大体二割五分を普通とします。

アク抜き用塩酸のない時は、清水に浸漬するを可としますが、やや着色する点があります。

②さつまいも粉

生切干しを臼に入れ搗砕し、粉末となし篩別にして皮および繊維を除きます。本製品は生切干し重量に対して八割内外を普通とします。

四、漬　物

(一) 野　菜

漬物は我々の日常生活と極めて深き関係あり、副食物として味覚を刺激して食欲増進をはかり、あるいはビタミン給源として消化促進の上からも重要食品なり。その他野菜類の石灰分が乳酸と化合し吸収されて、腸内においてある種の発酵を起こして殺菌力の効がある。さらに腸の蠕動《ぜんどう》作用を助けて便通を良好ならしめ整腸の効果がある。

1　一夜漬けまたは刻み漬け

大根および大根葉、甘藍、にんじん、きゅうりを材料とし簡便と新鮮味とをもって特徴とする。とくに夏日甘藍、きゅうりを混用するのは上品である。

＜材料の配合、塩加減＞

○普通の大根を用いる場合

大根一貫匁、にんじんがあれば二〇〇匁。

大根葉二〇〇匁（大根葉のない時は蕪菜、小松菜）。

塩は上の量に対して二五匁の割合。

香辛料としてとうがらし一、二本、しその葉・実、みかんあるいはゆずの皮少量。

○甘藍一貫匁、きゅうり二〇〇～三〇〇匁、食塩、香辛料同前。

原料の大根および葉を洗い、大根は細き千六本に切り、心葉はみじん切りとなしこれを混ぜ、にんじんを用いる時は大根と同様に細切りし混じ、これに原料の一〇〇分の二・五の塩を用いる。その塩の三分の二すなわち二〇匁を混じてよく揉み、汁液が出て来たら止めて適当にこれを搾る。すなわち、原料の約三割の水を搾る。残りの一〇匁の塩にはとうがらし、しその葉を微塵《みじん》切り、若いしその実を入れ、前記材料を混ぜ、これを桶、甕《かめ》等に入れて押しつけ圧蓋《ふた》を施し、軽き圧石をのせて置けば一夜で充分食用になる。

急ぐ時には一、二時間でもすぐ食べられる。ただし、漬けて置く時には汁液が蓋の所まで上がっていなければ水分が不足して変味する。夏季は二、三日、冬季は数日間保存せらる。

2 菜漬け

この漬物は沢庵漬けとともに、我が国では最も普通に行われている。菜漬けの貯蔵はあまり利かないが、季節季節の色々な材料ができるから、珍しくかつ新鮮なものが代わる代わる食せられる。漬け方は極めて簡単で、材料を水洗いし、水が切れたら生葉一二貫に対し、短期は一升五合より二升の塩、重石五～七貫。長期は二升より二升五合の塩、重石七～一〇貫。

3 糠味噌漬け

○材　料

米糠二升、食塩八〇匁（二合五勺）

水またはぬるま湯六合

昆布煮出し汁二合（これを用いる時はこれだけ増水《ママ》）

米糠は小米を除き生でもよいが、ムラなく煎ると香ばしくてよい。

水をいったん煮立てて微温湯になった時、これに米糠と食塩をこね合わせてよく圧しつけ、蓋をなし、三日くらいは毎日二回、それ以後は一回攪拌する。かくして二週間を経てば熟成して漬け込みができる。これを早く熟成させるには、既成の糠味噌を少量入れるとよい。使用していると漸次乳酸ができて酸味を呈し、またブドウ糖もできて甘味もでき、また種々のアミノ酸、琥珀酸、アルコール等もでき、そのため芳香が発してくる。なお一層味をよくするには、酒の残り、みりん粕、魚のアラの煮出し汁、塩鮭の頭、鰹節の出し殻、海草の切れ端、山椒実、ゆず皮、ソース、とうがらし、しょうが、醤油粕など手当たり次第にぶちこんでおくとよい。

○漬け込み方法および注意

大きさにより適宜切り割って漬ける。

食べる直前に出し、出してからあまり長く置くと色沢を損す。なすの色沢をよくするには九升樽一本に対して酸化鉄または古釘一〇匁を入れるか、焼明礬《やきみょうばん》を五匁入れる。

一夏に一回入れておけば充分である。古釘は危険のないようにしておく。なすは漬ける途中で動かさぬこと。一貫匁の生果は漬け上がり八〇〇匁くらいとなる。塩は随時漬け込みとともに添加していく。使用中は野菜から水が出てゆるくなるから、水を除き、酸敗で味の薄くなるのを防ぐ。この水は塩分が強いから再利用を考慮すべし。

また、糠一升につき塩三〇匁の割合で水を排除したら添加する。夏季は虫の発生せぬように注意して清潔にしておく。表面に塩をふりまくか、とうがらしを細刻したものを入れておく。出し入れの後は必ず平らにして掌《てのひら》でおさえておく。こうしておくと一ヶ年中何時でも利用できる。もし使用を休むようならば漬物を全部出して、溜水を排除し、表面に塩を散布して蓋をし、目張りをして冷たい所に置くとよい。

4　なす塩漬け

なすは福神漬け材料とし、また当座漬けとしてもよい。

なすの塩漬けは、まず容器の底に振り塩をして、生なすを入れ、足でよく踏みつけて平らにし塩を上にふる。生なす一〇貫匁に対して七〇〇匁の食塩。これに差し水八合を入れ、さらになすを入れ塩を振りかけ、これをくりかえす。

食塩は上部に多く入れる。押蓋をして重石をなしておくと水が上に上がる。漬け込み一週間くらいで漬け替えを行う。この時、塩を初めのなす一〇貫匁に対して一升くらいに入れる。

5　菜塩漬け

原料一貫匁に対し、寒時＝塩一～一・五合、暑い時＝一・四～一・八合。

6　沢庵漬け

沢庵漬けは大根を糠と塩とをもって漬けたるもので、大根を乾燥し、後、漬け込むのが普通の方法と、日乾せず生のまま漬ける塩押し沢庵漬けとがある。

普通沢庵漬け

一一月頃収穫した大根を水洗いし、一週間くらい日乾し、樽に塩と糠とで漬け込む。この塩と糠との量は食用に供する季節によってそれぞれ異なる。

漬け方は四斗樽に塩、糠混合したるものを底に敷き、乾大根を空間なきよう並べ、一段並べると混合糠を振りかけ、第二段へ下の段とやや直角に並べる。かくの如くして順次漬け込み、樽線より高く一段漬け込み、糠を振りかけておく。翌日は大根が軟らかくなるから、上段のものを圧しつけて仮蓋をして重石を載せる。

塩押し沢庵

六月~晩秋にかけて水分が多い大根に用いる。生大根の葉を切り、二〇貫に対して塩四升五合、着色剤二匁。

下漬け　大根葉を敷き、着色剤を混合した塩を振りかけ大根を並べる。塩をかけ数回くり返す。上には押し蓋をして重石を大根の重さくらいのせる。この場合水のたりを早くするため、少し増し水をする。上記の大根葉に対して四斗くらいである。

下漬けは温かき時は二昼夜くらい、寒いときは四昼夜。

本漬け　葉切り生大根三三貫に対し塩五~七合、糠六升、着色剤三〇匁、甘味料少々。普通大根と同じように漬けて一週間くらいして食用に供す。

貯蔵は短期日であって、その後一週間くらいしか貯蔵できぬ。

	塩の量	糠の量
1月	2升	7～8升
2月	2.5	7～8
3月	3	6～7
4月	4	5～6
5月	5	5
6月	6	4
7月以降	7	2

(二) 肉　類

1　塩　蔵　法

普通に応用せられるが、食塩は絶対的に菌の繁殖を防ぎ得るものに非ず。塩の防腐的効果は肉組織の水分を吸収して、肉を収縮乾燥せしめ、細菌の繁殖に不適当なる状態にし、かつ蛋白の分解を防ぐに効あり。重量の二割の食塩と二分の硝石とを大切り肉の表面に擦り込み、木製または陶器製の容器に入れ、肉量と同程度の重石をしておき、一〇時間を置きたる後、汚液を捨て、さらに肉の一割の新鮮塩を擦り込み、前同様の容器に貯蔵する。

かくすると数ヶ月ないし一ヶ年の貯蔵に耐ゆ。

使用する時は水洗いし、さらに微温湯に二〇～三〇分漬浸し塩抜きをして後、小さく切り、わずかに塩を入れたる湯にて三〇～四〇分間煮ると、完全に塩抜きができる。

2　味噌漬け

肉を適当の大きさに切り、湯通ししたものを味噌をもって漬け込む。相当の期間貯蔵することができる。

3　豚肉の塩蔵

肉片を数ヶ所包丁をもって傷つけ、傷口およびその周囲に充分塩を擦り込み、樽に詰め上方より重石を置き、初め三日間は毎日、その後は一〇日および一五日目くらいに一回ずつ肉片を取り出し、古い食塩を拭って新しい食塩を塗りつけて、再び前の如く重石をしておく。冷所に貯え、随時食用に供す。

(三) 魚　類

1 鯖の塩蔵

新鮮な原料を用いて、稀薄塩水に浸漬しつつ迅速に調理にとりかかる。まず鰓《えら》を除き、胸部より包丁を入れて背椎骨に達せしめ、さらにそのまま包丁をひき尾端まで切り開き、いわゆる肩開きをする。内臓を除去し、稀薄塩水にて洗浄し水切りしたる後、塩漬けを行う。塩漬けは樽中において散塩漬けとする。

用塩量、生魚一貫匁に対し五～八合(二五〇匁)が普通。樽上には莚《むしろ》または塩俵を蔽い、そのまま一夜放置、その後軽圧を加え二～三日間放置す。必要に応じて別樽に漬け替える。その際は合塩を少量加える。

2 鰯の塩蔵

鰯は本邦各地において漁獲せられる重要水産物の一なり。海水にて清洗し莚の上に散布し、食塩を混じ適当の容器に漬け込む。原料に対する塩量一五～二〇%。

五、食用海藻

（一）食用緑藻類

1 あおさ

浅い海岸に生ずる海藻で、扁平楕円で葉状をなし二、三寸〜七、八寸になるもので、色は鮮緑色で美しい。

三、四月頃、葉の周辺黄褐色に変ずる。

「食用部」全藻。

「食用法」そのまま刺身のツマに用い、また味噌汁に入れる。多量ある場合はあまのりと一緒に漉《す》くいて乾燥し食用とする。
「類似藻」葉面に小孔のあるものがあなあおさで、全く同様に調理利用さる。

2 あおのり

浅海、河口、淡水の流れ口等を好んで繁殖する。あおさより一般に幅狭く、中空で管状である。長さは一、二寸より七、八寸に及ぶ。河口に柴を立て、または縄を垂らしてこれに付着せしめ採集する。

あをのりは血を止め傷を癒しつゝ
　又嘔吐をもよく治しにけり

「食用部」全藻。
「食用法」香気強き故、調味料に愛用さる。切り煎りて餅、煎餅、蔬菜調理品に、蔬菜汁に散布して用う。また蒸しパン、すいとん、ビスケット類に混入するのもよい。

3 みる

浅海の岩石に付着する濃緑色、多肉質、円柱形の幹を有し、数回分かれて扇形に広まる。各枝の先端は鈍円となる。太さ一、二分にて五、六分から七、八寸に及びビロードに触るる如き触感あり。

それみるは水腫を治して胃を開き
　また酒毒をもよく解しにけり

「食用部」全藻。

「食用法」生のまま刺身のツマとして用い、また酢味噌和えがよい。

「類似藻」扁平長大な昆布に似たひらみる、また球状のたまみる、また長いながみる等あるも、皆同様に調理し活用さる。

（二）食用褐藻類

1　はばのり

波の荒い土地の干満線間の岩上に生ずる藻で茎なく、葉は箆状《へら》をなし、幅二、三分、長さ二、三寸で数個集まりて簇生する。質は柔軟で茶褐色をなす。乾燥すると黒変する。

「食用部」全藻。

「食用法」生のまま酢の物にするか、汁の実にするがよい。あさくさのりの如く漉きて、乾燥し保存して火に炙《あぶ》り、醤油等つけて食すると風味ありてよし。

2　かやものり

干満線付近の岩上に付着し、あおのりに似て褐色管状の藻で萱《かや》、麦稈の如く分枝なく、所々に縊《くび》れあり。

「食用部」全藻。

「食用法」生のままにて汁の実に用いられ、また他の根菜類とともに煮しめにするのがよい。乾燥物は炙りてしょうが醤油等をつけて食すれば風味あり。

3 もずく

静穏なる港湾内に多く産す。その形糸状にて不規則に分岐す。太さ二、四厘で褐色をなし、触るれば粘滑の感あり。

もづくこそ癪《しゃく》の気に吉し腹ふくれ
　時々いたみ下るにぞよき

「食用部」全藻。

「食用法」生のまま三杯酢もよく、しょうが酢もよい。また塩漬けにして保存するもよく、醤油で煮しめ、佃煮風にするのもよい。

「類似藻」直径七、八厘より一分に及ぶもので粘滑状のものに、ふともずく、また細いものにくさもずく、いともずく等あるも、皆同様に調理し利用さる。

4 こんぶ類

北半球の寒海に産する海藻で、邦産のもののみにても九属三四種に及ぶとまで言われるほど種類も多く、産出量も多い有用な海藻である。

「一般利用法」乾燥物を水もどしして刻み、豆類その他の根菜類と煮物にするとか、また油炒めしたり、炙りてしょうが醤油等つけて食すもよく、また塩漬け、砂糖漬けにしたり、粗粉状にしたものは御飯に炊き込むのもよい。また、ある種のものは煮出し汁を取るに用いられたり、佃煮風に煮しめもする。また昆布茶、昆布羊羹等にもなる。

わかめ　各地沿岸に多い緑褐色藻で質軟らかく、形扁平にて長さ三尺に及び、中央に一条の中脈ありて、その左右両面に羽状の欠刻ありて多数の柔軟なる葉を有す。

「食用法」新鮮なものは生のまま二杯酢もよく、乾燥物は煮物の相手に、また味噌汁の実に極めてよい。また胡椒等加えた味噌和えも風味よく、摺り潰してトロロ状としたわかめトロロも面白い。

あらめ　一、二尋《ひろ》（編集部注、一尋は約六尺＝一・八メートル）より三、四尋の間に生ずる褐色藻で、乾けば黒変する。根は太い円柱状で上端は扁平で左右に分かれ、それぞれ細長い楕円形の表面に断続性の縦に走る皺紋がある。

「食用法」乾燥物は水にもどして茹でて絞り、出し汁に加えて煮込み、醤油を加えて煮付ける。またフナ、ハゼ等の小魚を芯にしてあらめ巻きもよい。古来、凶年には粥にこのあらめを刻み込んであらめ粥となし、空腹を防いだと言われる。昨今では雑炊に用いるがよく、ごま味噌和えも面白い。

かじめ　暖海に最も多く産する褐色藻で、浅海より深海まで随分広い範囲に及ぶ。なお五、六年の古きものすら存する状態で特徴がある。一般に一尺から三尺くらいの茎の上に扁平な長き葉を有し、また葉よりさらに左右に羽状または複羽状の葉を出して密生する。全面に皺紋なく平滑なり。

「食用法」食用法は全くあらめに同じでよい。煮しめ、佃煮、汁の実、雑炊用等何にでも利用される。

ひじき　海中の岩石上に付着す。春三、四月頃新芽を出し翌年の夏に枯れる。初め黄褐色の葉は太い錘状をするが、長ずるにつれ黒変する。

「食用法」乾燥物は水にもどし、ごぼう等相手に醤油にて煮付けるのがよい。また、味付けひじきを豆腐に加えて白和えにするのもよく、また味付けひじきを混ぜ御飯にするのもよい。

ひじき藻は熱気を下す殊にまた

小児の疳《かん》の熱によしとす（編集部注、疳はひきつけなどの症状）

ほんだわら　各地の沿岸にあまねく繁殖する藻で四、五尺に及ぶ。質柔軟にて、茎は下部三角形にて、上部は円柱状をなす。葉は薄く披針状または線状で浅き欠刻あり。小枝の一部に米粒大の気泡あり。

「食用法」嫩葉《わかば》を茹で、醤油にて煮しめるがよい。ひじきと全く同一に調理して結構である。

(三)　食用紅藻類

紅藻類はあまのりの如く、そのまま生食したり、また乾燥してあさくさのり風にするものもあるが、多くはその全草を煮出して糊状粘着液を作り、これを建築用糊に用いるのと、これを冷却、脱水乾燥して寒天に製造するのが大部分である。

1　てんぐさ

本邦沿岸の干潮線以下の岩石に生ず。普通五、六尋より七、八尋の所に多い小型の藻である。普通紅紫色で数多分枝し、その各枝がまた羽状に配列す。乾燥すれば深紅色となる。

「食用法」トコロテンにする。すなわちてんぐさを充分煮出し、その煮出し液を箱に入れて冷え固まらせばよい。これを適宜の大きさに切り、水晒しして置く。一般にはトコロテン突きにて線細に切り、酢、醤油等の調味料をかけて食べる。夏季特有の食物である。

また、黄粉をまぶして食べるのもよい。また近時、みつ豆風に他の食品を混用する場合もあり、また各種飴とか果実、花類等を入れて砂糖調味を行い寄せ物にする場合もある。その他一般生菓子製造原料に多く用いられる。

2　おごのり

静穏な港湾の浅海に生ずる藻で、色は深褐色で形は円柱状の直径三厘くらいの不規則な枝を出す。全長四、五寸。煮れば緑色となるも晒せば白色となる。

「食用法」生のまま酢味噌和えにするのがよい。また、茹でて緑色化した物は刺身のツマ等にも用いる。佃煮風に煮しめても結構である。

3　とさかのり

一四、一五尋の深海の岩石に着生する質柔軟な鮮紅色の藻で、円盤状の根から扁平に広がり、また二叉に分かれて不規則に分岐し、幅七分より一寸くらいにて左右に二尺くらいに広まる。表面に深紅色、斑点または疣《いぼ》を生ずる。

「食用法」これを味噌漬けにする時は風味あり。一般には寒天様のものを作り、寄せ物等作るに用うる。

4 つのまた

干潮線付近の岩上に簇生する。叉状に分岐し、各枝の末端は鈍円をなす。葉面褐紫色にて紅色の斑点あり。長さ一寸から五寸、幅二分から五分の小藻なり。

「食用法」生のまま酢味噌にするもよく、また佃煮風の煮しめもよい。工業上ではてんぐさに混用して寒天を作り、また建築では漆喰の際の糊に用う。

「類似藻」先端が琴柱《ことじ》の形に分岐している大型のものが、ことじのつのまたで、これも同様に調理してよい。

5 あまのり

各地に産す。満干線間に柴《ひび》を立てて付着せしむ。形状は広披針状または楕円形で長さ一、二寸、幅二、三分~五、六分のものが普通で、質は柔軟である。色は時期により多少異なるが、黒色ないし黒赤色である。

「食用部」全藻。

「食用法」生のまま酢の物にして用いてもよいが、一般にはほとんど全部乾海苔に製造して、保存し随時使用する。味淡白にて特有の風味を持つ故に、飲食物加工上、用途極めて広し。すなわち巻鮓《まきずし》を初め各種鮓に、とろろや数の子、羹汁《あつもの》に振りかけたり、また海苔餅、海苔煎餅、海苔汁粉、山椒海苔、味付海苔、海苔佃煮等数え切れないほどの利用の途がある。

「類似藻」産地により、また色、形状の大小より名称多きも、質は大同小異である。清流の岩石に付着する黒色または青黒色の川苔《かわのり》もこの種のもので産地により名称多し。今一例をあげれば、日光の大谷川《だいやがわ》海苔、芝川の富士海苔（芝川海苔）等あり、いずれも乾海苔として保存し、各種調理に活用される。

六、甘味食料

(一) 蜂　蜜

砂糖より甘く、砂糖一貫匁に蜂蜜六五〇匁が匹敵する。魚を煮る時入れると味がよくなり、色がよく煮える。煮物に入れる時は最後に入れる。煮沸しないことがよい。餅等作る場合は、餅に入れず手につけて作るとよい。

(二) 水　飴

水飴は、澱粉または澱粉含有原料を、麦芽中に含まれているジアスターゼなる糖化酵素の作用によって糖化させ得た甘味物質で、その主成分は麦芽糖および糊精である。水飴の原料として、すべて澱粉を有する物は原料となる。さつまいも、じゃがいもは最も有利であり、糯米《もちごめ》、糯あわは最良品が得られる。普通には粳米《うるちごめ》、屑米、とうもろこし、高粱《こうりゃん》をもって作られる。

糖化原料には麦芽が必要であるが、ジアスターゼまたは生大根を使用してもできる。

大麦はその発芽に際して他の麦類に比して、最も多量の糖化酵素（ジアスターゼ）を生ずるから、普通に大麦麦芽が使用せらる。ジアスターゼが澱粉に作用してこの変化を起こすには摂氏五五度が最適で、糖化時間は長いほど完全であるわけであるが、温度を五五度に保てば六～八時間で糖化が終わる。

1　麦芽の作り方

①大麦をよく水洗いし桶に浸漬して充分に水分を吸収させる。夏は一～二昼夜、冬は四～五昼夜、時々水を取り換える。浸漬の適度は粒を指頭で圧して容易に潰れ、または粒をもって板を擦ると白線を残す程度とす。

②この時水を切り笊に上げ、土間または床上に莚を敷き、その上に一～二寸の厚さに広げ、中央を凹ませて上に濡莚を覆っておき、一日に一～二回攪拌して一斉発芽を促す。

③発芽の適温は二〇～二五度がよい。かくして幼根が粒の一倍半くらいに達した時発芽を止める。これを生麦芽と言い、乾燥粉砕して乾燥麦芽を作る。発芽中は日光に直射させないこと。日光の直射

を受けると苦味を生ずる。

水飴製造に当たり、乾燥せるものを石臼でひき、ただちに使用すると糖化力が旺盛である。

2　水飴の製造

①原料を蒸して（充分蒸すと甘味が強い）搗き砕き温湯を原料の二倍半加えてドロドロとし、桶に入れるか、または釜を利用してもよいが、この場合火を除き余熱を利用する。

摂氏五八度ないし六〇度になった頃、一〇貫匁に対して一升の麦芽を加え攪拌し、五五度内外の温度を保たせる。時々杓子をもって攪拌して糖化を促す。

保温には種々あり、最も簡単な方法は容器に布団を被《かぶ》せ、内へコタツを入れる。

または、バケツを用い、風呂の温度を五八度としそれに八分目くらいまで浸し、風呂釜に埋火する。鍋釜なれば竈《かまど》に埋火して温度を保つ。七〜八時間を経て原料に粘り気を失い、液に粘り気を生じ、指につけてネバネバし甘味を生じた頃、布袋にて濾過し煮詰めを行う。

煮詰めが遅れると酸味が生ずるから、さつまいもを原料とする時はとく

原料の配合と製品の割合

原　料	分　量	麦芽量	温　湯	製　品
さつまいも	1貫	5勺	3升	220匁
砕粳米	1升	2合	3升5合	300匁
糯米	1升	1合5勺	3升5合	350匁
糯粟	1升	1合	1升5合	300匁

に注意を要する。煮詰めの最初は強火で、後はとろ火で煮詰め、その程度は掬《すく》い上げた飴液が長く糸を引き、器中の液面に盃大の大泡がモクモク立ち上る頃である。煮詰まればただちに別の器に移して貯蔵する。煮詰め中は液面に浮かぶ白泡を掬い取る。

②麦芽の手持ちがない場合には、ジアスターゼを使用してもできる。さつまいも一〇貫匁に対して二〇匁のジアスターゼを使い、方法は前同様である。

③生大根を使用して作るには、原料さつまいも一貫匁に対して二〇〇~三〇〇匁の大根を千切りとして、さつまいもとともに蒸して作るかあるいは大根おろしを作り、麦芽使用と同様の方法をもって製造する。しかし麦芽またはジアスターゼを使用したものとは劣る飴ができる。

3 甘 酒

(1)柿の干皮　柿の皮を乾燥し、これを粉末として利用する。
(2)干かぼちゃ　かぼちゃを薄く切り、乾燥粉末として利用する。
(3)とうもろこし茹で汁。
(4)りんご、梨の搾汁を濃縮する。
(5)甘草、にんじん。

七、油脂食料

（一）菜種の搾油法

菜種を炒鍋で中熱でむらなく炒り（この際高熱であると搾油は容易であるが油に着色する）、次にこれを粉砕する。簡単な製粉機で行うか、または搗く。粉砕せるものを、セイロに入れて蒸し、ただちに袋に入れて圧搾機に入れて搾り、材料の配置を直して一様に圧されるようにして、徐々に強圧する。これで採れたのが一番油である。

今度は圧搾機より取り出し、粕は臼で搗き砕き、炒鍋で炒り、セイロで蒸し、機械にかけて二番油を搾る。かくして四番油まで搾る。上等の油を得るには、原料を炒らずに粉砕するだけで圧搾する。

これを冷圧法という。前記の法は温圧法なり。

搾油せるままの油は悪臭があり、色がついているからこれを精製する。原油を桶に入れて熱湯を加えて攪拌すると、水分は不純物を溶解してそこに沈むから、浮き上った上部の油のみ別桶に分ける。次にこれを酸性白土（良質粘土細粉）を五％くらい加えて攪拌放置し、再び熱湯を加えて攪拌すると、白土は不純物を吸収して沈下するから上澄みの油を集める。なお、精製法は塩化亜鉛液二％を加え、二、三日放置し、または石灰を加え不純物を沈殿させることも行われる。菜種油は原料の二割二分くらいの収量がある。落花生油は二割五～六分程度といわれる。

(二) ご　ま

ごまは炒りて、これを擂鉢で擂り、和えものその他、その利用は広い。あるいはごま塩とす。ごまより油を製するには、大体菜種油搾油に準ずる。原料の二割八分の油が得られる。

(三) 椿　油

原料を数日間乾燥し、果皮を除き種子を上蓆《むしろ》に拡げて、約一週間くらい日光乾燥する。含油量六〇～六五％。種子を粉砕篩別する。米搗用の臼を代用してもよい。粉砕せるものを一、二分の金網篩をもってふるう。

これを約一〇分間くらい蒸し圧搾すると、一番搾りが全油料の九〇%くらいできる。種子一斗より一升二合〜三合くらいの一番搾油が得らるる。二番搾りは一〜二合くらいである。

(四) 落花生、オリーブ油等

落花生、オリーブ油、魚類の油、かやの実、かぼちゃの種子、オバコ(おおばこ)の種子等はそれぞれ油分を含み、調理にこれ等を利用したい。

八、香辛料

（一）しょうが

しょうがは一種の佳香と清快なる辛味を有し、日常需要多き蔬菜なり。生食、煮食、菓子、薬用、漬物等に利用する。

1　しょうがの梅酢漬け

2　しょうがの糠味噌漬け　水洗いして茎二、三寸をつけ、これを糠味噌に挿込み置き、一二〜一三時間にして用いる。大なるものは包丁目を入れて漬ける。

3　味噌漬け　水洗いし鹹目《からめ》に塩圧をなし、水上がりたる時取出し、一日、日に当てて乾燥し味噌に漬け込む。三ヶ月を経て食す。

4　葉の利用　葉を陰干しして置き、魚類を調理せし時、器物や手を洗えば腥《なまぐさ》がとれる。

(二) とうがらし

激しき辛味を有する。煮食、漬物、炙食、薬味、ソースの調味料とする。消化を助ける効あり。

1　葉とうがらしの煮つけ　葉、花、若葉を利用し、水洗い後茹でて搾り、細かに刻み醤油にて汁なきように煮つけ、用う。

2　葉とうがらしの油炒り　右のごとく洗いたる材料を、鍋に油を入れて煮立った時入れて、炒める。少量の醤油にて煮あぐ。

3　田楽　若きとうがらしを取りてよく洗い、両端を去り、しその葉に摺り味噌を延べ、これにて前のとうがらしを包み、串にさして幾度も油をぬり炙り用う。

4　油炒り

5　塩漬け、麹漬け等とする。

(三) し　そ

香物および漬物とする。実は煮て食べることあり。また種子より油を搾ることもある。

民間薬として毒解し、葉の搾り汁は止血の効あり。生の実を摺りて用うれば去痰の薬となり、煎汁は風邪、脚気に効あるという。

1　しそ巻き
2　梅干着色
3　梅のしそ巻き
4　しそ飯

梅酢漬けしその葉を乾かして粉末とし、飯と混ずれば防腐の効あり、かつ風味よし。

(四) 山　椒

若芽、若実は食用に、果実は薬用、香味料とする。実を佃煮として随時食べれば駆虫の効あり。

1　葉の煮つけ、味噌煮。
2　嫩実の塩漬け、味噌漬け。
3　味噌汁の薬味。
4　若芽の二杯酢、三杯酢に用いたるは風味あり。

（五）ゆずの皮、みかんの皮

果実は食酢の代用として、果皮は酢の物等に入れて風味を増す。

（六）わさび

刺身の添物あるいは漬物として賞美せらる。

九、その他の栄養材

（一）海　草　類

海草類には各種のビタミンを含み、かつ無機塩類を多量に有するから、努めて海草を摂取するようにしなければならない。

（二）やつめうなぎ

うなぎ類はビタミンAを多く含み、かつ脂肪、蛋白質を有している。Aが欠けると夜盲症となり、寄生虫特に回虫に感染しやすく、また発育が不良となる。さらに病気に罹りやすくなる。

(三) 卵、動物の肝臓

卵黄、動物の肝臓等にはビタミンAが含まれている。なお、内臓を塩漬けとする。塩辛はビタミンA食品として栄養品として賞美せらる。

卵は優れた栄養品で、卵白は大部分蛋白質で脂肪はない。ビタミンB_2がある。人間に必要なアミノ酸の大部分を含んでいる。卵黄の三分の一は脂肪である。その他は蛋白質と種々の無機塩類である。

(四) 粉茶

茶はビタミンC、Eを含み一種の栄養剤である。さらに蛋白質をも含むから、茶殻は乾燥粉末として小麦粉とともにパン等に作り、あるいは茶殻そのまま味噌汁へ入れ、あるいは和え物、酢の物、ねぎぬたに若芽の代用として用い、掻き揚げ、そばがきに混ぜて使うことも大いに考えなければならない。

十、家庭蔬菜の栽培

（一）蔬菜栽培の場所

蔬菜は一般に日当たりがよく、風通しのよい平坦な場所で、表土が深く、有機質に富んだ土壌を好み、日陰地、傾斜地、乾燥地または排水不良の土地では生育不良であるが、悪い条件の場所もある程度これを改良することができるから、作物の種類と手入れの工夫をするならば、大抵の所で栽培することができる。

たとえば半日陰地では、ふき、みょうが、しょうが、みつば、はすいも、抜菜のごときものを栽培するとか、棚または垣根を高く作ってかぼちゃ、はやとうり、へちま、苦瓜、とうがん等の蔓を伸ばして陽光を受けさせることもできる。また傾斜地、乾燥地には、家畜の敷藁や、落葉、刈草、野菜屑等を堆積腐熟させたものを一坪当たり二〜三貫匁すきこんでやれば、ある程度乾燥は防止されるし、排水不良の土地は溝を掘って排水の方法を講じ、また高畦作りとすることによって里芋、つまみ菜、葉ねぎ、その他湿気を好みまたは湿気に堪えるものを栽培することができる。

また都会の空地の容易に得難い所では、石油箱、みかん箱等に土を盛り、軒下や屋上などに置いて行き届いた手入れを加えるならば、ちしゃ、つまみ菜、ほうれんそう、ふだんそう、なす、トマト、くさいちご等を楽しく眺めながら、少量ずつ収穫することも可能である。

(二) 蔬菜の輪作と連作

多くの蔬菜は、毎年同一の場所に作ると土地にあき、病気や害虫も多くなり、その生育も劣り、次第に収量を減ずるものである。これを防ぐにはなるべく種類の異なった蔬菜を組み合わせた一定の作付計画を立て、何年かの後に再び同一種類の蔬菜を栽培するように工夫するのがよい。このことを輪作と言い、二年輪作、三年輪作などと呼んでいる。

次に主なる蔬菜の休栽すべき年限と、それにより工夫した輪作の一例を示すこととする。

①一年以上休栽すべきもの

ほうれんそう、根深ねぎ、にんにく、らっきょう、結球白菜、甘藍、枝豆。

②二年以上休栽すべきもの

じゃがいも、しょうが、きゅうり、いんげん、そらまめ、ささげ、ふじまめ。

③三年以上休栽すべきもの

里芋、大和いも、しろうり、まくわうり、とうがらし。

④五年以上休栽すべきもの

ごぼう、なす、トマト、えんどう。

⑤六年以上休栽すべきもの

すいか。

以上は、必ずしも絶対不変のものではなく、適地においては右の年限に拘束されぬ場合もあり、また反対に不適地においてはより年限を長くするほうがよい場合もある。

なお蔬菜には、にんじん、こかぶ、小松菜、京菜、蔓菜、葉ねぎ、たまねぎのように連作（毎年繰り返し同一種類の作物を同じ場所に作ること）しても連作の害を受けない物と、さつまいも、大根、かぼちゃ等の如く連作することによって、かえって品質のよくなるものとあるから、作物の性質をよく心得ておき、最も合理的な作付け法を工夫すべきである。

連作の例

かぼちゃ―大根　　さつまいも―たまねぎ

二年輪作の例

第一年　　　　　　　第二年

麦―きゅうり―白菜　いんげん―五寸にんじん―ほうれんそう

五年輪作の例

第一年　じゃがいも―五寸にんじん―漬菜

第二年　かぼちゃ―大根―高菜

第三年　なす―漬菜―えんどう

第四年　夏きゅうり―ほうれんそう―たまねぎ

第五年　里芋―かぶ―京菜

(三) 蔬菜の肥料

作物に肥料を施すのは、土壌中に不足しがちな窒素、燐酸、加里、石灰、有機質等を補給するためであって、一種の肥料でこれ等の成分を充分に含んでいるものはほとんど無いと言ってもよい。そこで各種の肥料を配合して作物の必要な成分を必要な時期に間に合うように施さねばならぬ。一成分が欠けても作物の生育が不良となるから注意せねばならぬ。

蔬菜は概して短期間に旺盛な発育をさせねばならぬから、肥料も比較的効きめの早いものを多く施すのがよいが、今日金肥の入手は極めて困難であるから、自給自足のできる堆肥、下肥、鶏糞、兎糞、草木灰等を用いることとする。

堆肥は落葉、野草、野菜屑、縄屑、古俵、塵芥等を集め置き、時々米の磨汁《とぎじる》や下肥等をかけて製《つく》り、充分腐熟させたものを、主として種子蒔き前または植付け前の基肥として使用する。

下肥もまた新しいものよりも、腐熟したもの（夏は二週間、冬は三、四週間後）を施用するのが望ましく、数倍にうすめて種子蒔き前の基肥とし、または追肥として用うる。

木灰、草木灰は大切な加里肥料であって、これ等は有害な煉炭の灰や石炭殻と区別して雨にかけないように貯えておいて、基肥や追肥として施す。

主要蔬菜の播種期、定植期、収穫期

蔬菜の播種期や収穫時期はそれぞれの土地の地勢、土質、特に気候の変化に伴い異なるが、種類、品種の選択と作付けの方法を工夫することによって、ほとんど周年畑を空かさないで引続き栽培することができる。

そして蔬菜の栽培に当たっては、前作物の種類または後作との関係もあるが、なるべくその蔬菜の播種の適期に蒔付け、それぞれの時期に適する手入れを行って収穫の適期に採収するのが一番よい。しかし場合によっては播種の適期に未だ前作物があったり、何回か移植したほうがその後の成績のよいものもあるので、あらかじめ苗床に播種して一～二回仮植した後、良苗を選んで定植（苗床から苗を畑に植出すこと）することもある。

（四）蔬菜栽培一覧

県下平坦地を標準とする主なる家庭蔬菜の播種期、定植期、収穫期をかかげて参考とする。

春播蔬菜

蔬菜名	播種期	定植期	収穫期	備考
時無大根	3月中旬～4月上旬	—	5月下旬～6月下旬	夏大根も同様栽培す
こかぶ	3月下旬～4月下旬	—	播種40日後より	他の間作として適当す 密播して次第に採収す
三寸にんじん	右同	—	6月中・下旬より	葉も需要せらる
ごぼう	4月上旬	—	9月より	6月下旬より茎ごぼうとして用いらる
さつまいも	3月下旬	6月上旬	10～11月中旬	良苗を高畦作りとす
じゃがいも	3月上旬	—	6月上・中旬	蔓は3本立てとし、土寄せに注意す
里芋	4月中旬	—	9月中旬～11月中旬	葉柄は剥皮乾燥して貯蔵す
しょうが	4月中・下旬	—	9月上旬～11月中旬	古根も用いらる
ちしゃ	4月上・中旬	本葉4.5枚の時	6月上～下旬	抽苔前までに用う
西洋ほうれんそう	3月下旬～4月下旬	—	5～6月	日本種は春蒔に適せず
ふだんそう	4月上旬	—	6～8月	移植するも可 栽培容易なり
みつば	4月上～下旬	—	2、3月後より	半蔭地にも適す
ねぎ	4～5月下旬	8月上～下旬	10月中旬より	土寄せに注意す

蔬菜名	播種期	定植期	収穫期	備　考
山東菜	3月下旬～4月中旬	—	5月中旬より	順次間引きて用う
蔓菜	4～5月上旬	—	5～8月	栽培容易 葉茎を摘採す
なす	温床2月中～3月上旬	5月上・中旬	6月中旬～9月	3本仕立てとする 多肥が可
かぼちゃ	同 3月中旬	5月上旬	6月中旬～8月下旬	西洋種（栗かぼちゃ）は放任し日本種は4本蔓仕立てとす
きゅうり	右同	同	5月下旬～7月中旬	アブラムシに注意す
トマト	右同	同	7～8月	支柱を立て腋芽を除去す
とうがらし	右同	5月上・中旬	7～10月	葉も需要さる
とうがん	右同	5月中旬	8～10月	栽培法かぼちゃに同じ
菜豆	4月中・下旬	—	6～8月	蔓性種は支柱を立つ
枝豆	4月上・中旬	—	7月上・下旬	多肥を要せず
ささげ	4月下旬～5月中旬	—	7月中旬～9月上旬	支柱を立つ
ふじまめ	右同	—	7～10月	アブラムシに注意す
とうもろこし	4～5月	—	7月より	移植するも宜し

夏、秋播蔬菜

蔬菜名	播種期	定植期	収穫期	備　考
大根	9月上旬	—	11月上旬～2月	美濃早生は8月、二年子は10月下旬に蒔く
かぶ	9月上・中旬	—	10月下旬～1月	大かぶは9月上旬、小かぶは随時蒔く
長にんじん	7月上旬	—	11月上旬～2月	発芽するまで灌水に注意す
ごぼう	9月下旬～10月中旬	—	翌年6～8月	夏の需要に適す
たまねぎ	9月20日頃	12月上旬	6月中旬	苗は100本80匁～100匁くらいのものが良い
らっきょう	9月	—	6～7月	間作又は周囲作に適す
わけぎ	9月中・下旬	—	3月中旬より	春の端境用に適す
にんにく	9月下旬	—	6月上旬	貯蔵し随時用う
キャベツ	9月下旬	12月上・中旬	早生 5月上・下旬	苗は1～2回仮植す
結球白菜	8月下旬～9月10日頃まで	—	12月上旬～2月	間引き、害虫に注意
体菜	8月下旬～9月中旬	—	10月中旬～12月下旬	早期移植も可能なり
京菜	9月中・下旬	床播1ヶ月後	12月～3月	冬菜として可なり
からしな	9月下旬	11月～12月	2月～4月	春端境用として適す

蔬菜名	播種期	定植期	収穫期	備　考
小松菜	9月～10月	—	12月～3月	強健、栽培容易なり
しゅんぎく	右同	—	11月～3月	順次心葉を摘採す
ほうれんそう	右同	—	同	堆肥を多用す
ふだんそう	右同	—	12月～5月	移植するも可 葉をかき取りて用う
ふき	—	9月下旬	3月下旬～6月下旬	樹下半蔭地にも栽培せらる 数年間植かえの要なし
秋きゅうり	6月中旬～8月上旬	—	播種40日後より	直播栽培とす
秋菜豆	8月上・中旬	—	播種40～50日後より	軟さやを需要す
えんどう	10月下旬～11月上旬	—	5月～6月上旬	さや用、実用の別あり 生育中の深耕を忌む
そらまめ	10月下旬	—	5～6月	早期移植も可能なり
いちご	—	10月上旬	5～6月上旬	開花期敷わらす

十一、自給塩の造り方

(一) 家庭や隣組に適した小仕掛な方法

1 掛水式採鹹法

(1)タライのような浅い容器を用意するか、海浜の平坦な土地を均《なら》して板で枠を作り、底は板で張るか、粘土を敷きつめるかして水の漏らないようにし、その上に細かい砂を五分ないし八分の厚さに散く(一坪当たりの砂の量が三斗ないし四斗くらいになる)。この砂には媒煙などを混ぜて色を黒くしたほうがよい。

(2)良い天気の朝、柄杓などで海水を砂に振り掛け、竹製の熊手などで時々砂を掻きまぜ、日に晒し風に吹かせて蒸発させ、砂が乾いたらまた海水を散く。
(3)何回も海水を散いては砂を掻きまぜ、午後三時頃になれば海水を散くことをやめて、ただ数回砂を掻きまぜると砂はカラカラに乾くので、夕方これを掻き集める。もし翌日天気であることが確かなときは、その日はそのままにしておき、翌日またその上に海水を散いてもよい。
(4)集めた砂を容器の上に入れる。容器は菰《こも》か底に莚《むしろ》などを敷いて下部より鹹水が滴下するように作った箱枠で、これを桶の上に載せる。
(5)入れた砂をよく押しつけ、最初砂に振り掛けた海水の量の一〇分の一ないし一〇分の二の量を静かに掛けて砂に付着した塩分を溶かし、その鹹水を下の桶に滴下させる。
(6)初めに滴下するのは濃い鹹水で、後はだんだん薄くなるから薄いものは別にして置いて次回の掛け水に使うとよい。
(7)この方法によると、夏の良い天気の日に一坪当たり二斗くらいの海水を数回に分けて振り掛け、約一八パーセントの塩を含んだ鹹水が約二升くらい（約六〇〇グラムの塩に相当する）採れ、一ヶ年を通じて一〇〇日から一五〇日の作業ができて、四、五人の家族の塩は充分賄える。

2　揚水式採鹹法（編集部注、この見出しは編集部で補ったもの）

(1)板などで幅一間、深さ一尺くらいで適当な長さの枠を作り、底を板または粘土などで張り、漏水しないように工夫する。枠の二辺を幅一尺くらいに仕切り板で仕切って溝を作る。仕切り板は海水が通過し得るように多数の孔をあけるか隙間を造る。
(2)その枠の内に細かい砂を厚さ四〇ないし五〇（編集部注、この単位は不明）くらいの層に置き、その上に二、三割くらいの粘土を含んだ細かい砂を二寸くらい固く張りつめる。その上に一坪当たり二斗内外の細かい砂を散く。
(3)両側の溝に海水を満たす。海水は砂層に浸み込み、つづいて表面の砂に浸み上がる。
(4)朝一回、午後一回くらい溝の海水を柄杓で砂に掛けて、竹製の熊手で砂を掻きまぜる。
(5)天候の具合で一日ないし三日間これを続け、いよいよ鹹水を採ろうとする日は正午頃に溝の海水を全部抜きとり、溝の一方に小さい孔をあけ栓をして、その下に桶を置き、栓を取れば桶に流れ込むようにする。四時頃まで数回砂を掻くと、砂はカラカラに乾く。
(6)この砂を集めて、掛水式と同じような方法で砂についている塩分を溶かして鹹水を得る。
(7)この方法でも鹹水の採れる量は、掛水法と大体同量くらいであるが、少し多くの原料海水が必要である。

（二）学校や村や水産業会などで共同して大規模に自給用塩を造る方法

1　掛水式および揚水式採鹹法

(1)海浜の平坦な処を均《なら》して、前に説明した掛水式や揚水式の大規模な塩田を造る（数反歩）。

(2)掛水式の場合は、処々に桶を置いてこれに海水を入れ、柄杓で塩田面に振り掛ける。揚水式の場合は塩田の幅を二間ないし四間に止め、長い塩田を数列造る方がよい。

(3)塩の付着した砂を海水で溶かす。容器は塩田の中程に数個設置する方が便利である。

(4)鹹水の採り方は、前に説明したのと同様である。

2　流下式採鹹法（砂層貫流式採鹹法）

(1)浜辺の平坦な処に少なくとも幅数間、長さ一〇間くらいの緩慢な傾斜面を作り、地面を粘土または敲《たたき》などで水の漏らないようにして、その上になるべく黒い細かい砂を五、六分の厚さに敷きつめる。

(2)塩田の上端には海水槽に連絡した竹管製の散水管を置き、竹管には一尺くらいの間隔に小さな穴を開け、穴に木栓をはめ込み、栓をゆるめることによって適当に海水を滴下するように装置する。

(3)海水を海水槽に汲み揚げ、散水管の栓をゆるめると海水は自然に塩田面に滴下して、極めて徐々に塩田全体に広がり、万遍なく流下する。

(4)この間に天日と風力で海水が蒸発して鹹水となり、塩田の下端から滴下するので、これを受樋で受けて鹹水槽に集める。受樋は竹を割って造るか、板で造ればよい。

(5)この塩田で特に注意しなければならないことは、

①水の漏らないような塩田を作り、その傾斜を急にしないで一〇〇分の一か二〇〇分の一の勾配にする。

②塩田面は各部が一様に傾斜して、部分的に凹凸のないようにする。

幅の広い塩田を造る時は、半間または一間くらいの幅に縦に板で仕切りを作り、部分的に高低のできないようにする。

③塩田一〇坪当たり海水槽の容量は二石、鹹水槽は三斗くらいにする。

④早朝栓を開き海水を流し始め、午後二時頃受樋に滴下するくらい徐々に流下し、午後五時頃散水を止め、そのまま放置すると翌朝鹹水槽に鹹水が集まる。

⑤日中は時々竹製の熊手で砂をかき、海水の流れる方向に条《すじ》を入れる。

3　鹹水を煮詰めて塩を造る方法

(1)なるべく平扁な釜がよいが、やむを得ない時は深い釜でもよい。その大きさは一日に煮詰める鹹水の三分の一くらいの容量があればよい。

(2)鹹水が沸騰して塩の結晶が出始める前に泡がかなり出るから、これを笊などで掬い取って捨てる。

塩ができ始めたら釜底に余り溜めないで時々掬い取って桶の上に置いた笊に入れる。

(3)終わりに火を弱め、煮詰まらないうちに火をおとし、釜底にベトベトな塩と苦汁《にがり》の混合物が残るので、これを全部笊に掬い取る。釜がカラカラに乾くまで炊きつめてはいけない。

(4)笊を桶の上に置いたまま数日間放置すると、苦汁が滴下して立派な食塩ができる。

(5)一八％の食塩を含む鹹水を一石煮ると、約三〇キロの塩と約一斗の苦汁ができ、石炭なら約四五キロ、薪なら約五〇キロを必要とする。

4　塩分の利用と塩の節約

我々はこれまで値段が安くまた容易に得られるため、あまりにも塩を粗末にしすぎて来たようです。大増産と同時に節約にも心を用いることです。

温泉に含む塩分の利用や海水をそのまま用いることなども考えられます。現にこれを利用して塩以上の効果をあげている所が沢山あります。

(1)鹹水はそのままで醤油の醸造や漬物製造、魚の塩蔵などに使用できる。

(2)醤油の醸造等に水の代わりに海水を使えばそれだけでも一、二割の塩の節約になる。

(3)大根をよく乾かして漬ければ、そのままで漬けるのに比べて塩が三割くらい節約できる。

(4)四斗樽に大根を一杯仕込み、かぶるくらいの海水を注ぎ塩五合を加え重石をなし、二週間漬けて漬汁でよく洗い、冷たい風の吹く所に一ヶ月ほど吊るすと飴色になる。これを莚に包んで踏みつけて平らにした後、清水で洗い乾かして密封貯蔵する（寒漬と称する山口地方の郷土食）。

⑸海水による魚類の塩蔵、煮魚などもよい。壷に貯えた海水を利用し腹開きにした魚をその海水に浸して、天日で幾度も繰り返して乾かしたクサヤの干物（伊豆諸島で行われる）。

以上は海水や鹹水を塩の代用として充分な成績を得たものの一例である。海水や鹹水の利用は、今後の研究次第で塩が無くとも結構しのげる程度にまで発展することも考えられる。また温泉熱を利用して製塩する方法や温泉に含む塩分をそのまま利用することなど工夫される。これから海辺では海水、山では温泉などをどしどし利用するよう心掛けよう。

終言

命は食にありとの諺どおり、我々の肉体も、精神も、運命も食物に左右される事は大きい。就中《なかんずく》食生活の問題は、現在日本の当面せる一大試練である。この時に当って耕すべきは悉く耕し、増産に科学性を織り込んだ新興日本の輝しき姿を具現しなければならない。

然し乍ら供給に倍した需要の激しい現在我々に、日常生活を満足させるだけの食糧が与えられると は誰しも考えてはいない筈である。

過去から現在へ、人々は食生活の問題にかけてはあまりにも無関心であった。栄養吸収、調理の問題に於ても科学性が薄かった。

伝統に忠実なるはよしとするも、時代と共にある生活に細い技巧が加われば、それだけ剛健性が欠けてくる。食生活も亦然りである。徒らに味覚にのみとらわれて質そのものを軽視した点に現代の失敗があった。それも大勢である。流れである。その失敗に気づいた時、復古すべきはすみやかに復古し、改革すべきは一刻も早く新しき食生活を確立しなくてはならないのである。

科学的配慮を以て簡易素朴のものとし、各材料の持味を生かして生食の出来るものは努めて生食する自然食の生活に徹し、或は混炊して綜合食を励行する。更に粉食の価値を知る等々其の調理に当っては栄養、衛生の科学を根拠として工夫創意の生活を築く事が極めて必要である。

徒らに配給を待つまでもなく、耕すこと、生み出す事に重点を置いた自給自足の生活、それこそ望むところながら、更に乏しきに耐える為にあらゆる知識応用をはたらかせて我々が明朗なる新生活の創造を樹立する事こそ将来日本の再起をにぎる鍵であると確信する。

以上

解題　昭和二十年からのメッセージをどう読むか

『昭和二十年　食生活指針』が示唆するもの

今村《いまむら》　純子《じゅんこ》

一、本書の発見と復刻の経緯

昭和五十五年十二月、亡父（明治四十二年生まれ）の書棚を整理していて、更紙《ざらがみ》の黄茶けたB六判、一四六ページの粗末な冊子『昭和二十年八月　食生活指針　静岡県』を見つけた。

父は昭和二十年当時、青年学校で教えていて、食料増産の先頭に立っていたものと思う。長女の私（昭和十一年生まれ）は、昭和三十二年より静岡県職員として農業改良普及事業に携わり、農村地域の経営や生活に関する諸問題を農家と共に考え、解決にむけての活動を仕事としていたので、この冊子に深い興味をもった。早速、県庁関係課へ持参したが、「奥付もありませんし、単なる資料ですね」といわれ、周囲の人に見せても関心をもってくれる人はいなかった。

五十五年（一九八〇）当時は、高度経済成長の仕上げの時期で、食べものを初め、物は有り余っていた。こんな古めかしい冊子は見向きもされなかったのだった。平成七年（一九九五）、私は県庁を退職した。冊子は、私の書棚に眠ったまま二〇年が過ぎた。

『食生活指針』の本文冒頭と表紙（右）

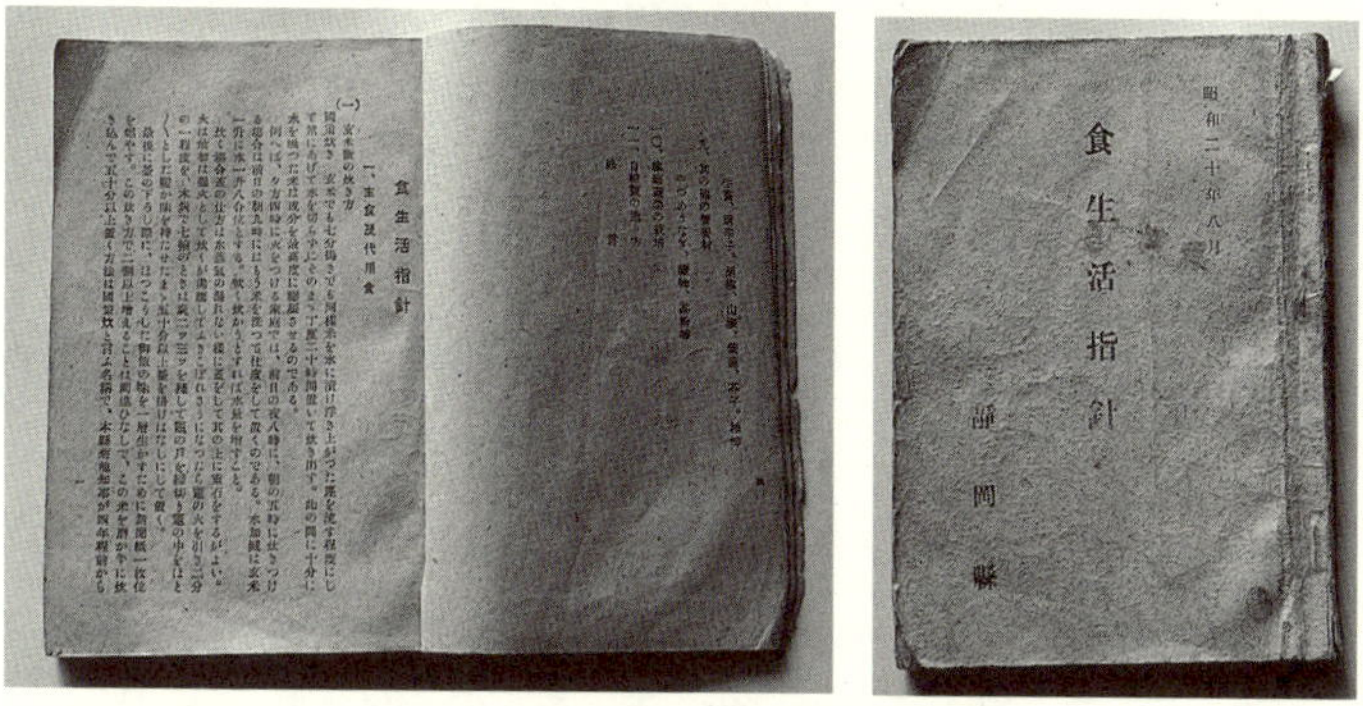

平成十二年（二〇〇〇）のある日、私は静岡県の「のらり会」のメンバーと出会った。「のらり会」は平成八年に設立されたメンバー四十数名の若い市民団体である。農山漁村の中で、子どもたちとともに人々の暮らしの原点をさぐり、その歴史や文化に触れながら、身近な野山を舞台に自然のもつ教育力を遊びや体験を通して考え、子どもたちに伝えていこうとしている会である。

私は、メンバーにこの『食生活指針』を見てもらった。すると、「これは単なる代用食を紹介しているだけでなく、日本人が伝統的な生活の中で培ってきた自然と関わる知恵が盛られている。現代の食育や環境教育、省資源的生活に対しても多くの示唆を与えてくれる内容である」と評価してくれた。

それに励まされて、仕事の中で知り合った元三方原農協の生活指導員だった加藤あい子さんに読んでもらった。加藤さんは三方原開拓の一世に当たる方である。早速感想文をくださった。本書に触発されて自らの開拓の体験を綴るとともに「日本の自給率が下がりつづけている今、私たちは農業を大切に守り育て、自然環境を守りながら食糧の自給率を高める努力が必要ではないか」と記していた。本書で声高に訴えている「自給」に触発されたものであると思われるが、私が本書にいだいた感想と通じるものがあった。

さらに、「中医営養学養生食薬膳研究・フードセラピスト」の矢田喜代子さんに読んでいただいたところ、「何かとても懐かしいものを感じました。故郷に帰って、母の味に出遭ったような思いがいたします」という書き出しで、次のように評価してくださった。

＜本書は、玄米を筆頭に穀類を主食の中心において、さらに自然界に存在する食材を無駄なく活用するという姿勢で記されています。

中医営養学（東洋の栄養学）的立場から申し上げますと、「食は命なり、命は食なり」という精神とその食材の命を無駄にしないで全て丸ごと大切にいただき、自分の中で生かしきる食べ方ということでの共通点があります。また、作り方・食べ方についても、シンプルでその味や薬効を生かし、できるだけ栄養的な損失を防ぐという点でも同じです。

この点でも中医薬膳と一致でき「食の原点」をみる思いです。そして、日本の伝統的な食べ方＝伝統食がここには生きいきと存在しています。しかも、野菜はもちろん、海藻・きのこ・山菜野草・魚介・畜肉類も含めて、自然界の命を生かしきる食べ方で、正に「自然界の命をいただく」わけです。

今は食さなくなっていますが、昔はよく食されていた懐かしい食材も載っています。栄養を損失しない効果的な調理のしかたの例も細かく指導されていて、今の調理に参考になりますし、一つの食材をいろいろに工夫しての食べ方、効能や栄養学的数値も記されています。また、現代でしたら捨てられてしまう食材の部分の活用のしかたも、中医営養学の精神と一致していて、とても感激です。〉

そして、本書の中から矢田さんがおすすめする料理が一覧表になっていた。

これらの反応に自信をえて、「のらり会」をとおして農山漁村文化協会に出版を働きかけていただいた。幸いに人間選書の一冊として出版できることになり心から喜んでいる。

その内容は、ご覧いただいてお分かりのように、当時の切迫した食糧難をどう切り抜けるかを知事が県民に呼びかける形でまとめたものである。

「主食を米麦にのみ依存することなく代用食、粉食等を併用し更に未利用食糧資源の活用を図り」、家庭菜園をすすめ、野菜は葉から茎、花、種子まで利用し、山野草を活用することを説く。また、食べられるものの特徴を述べ、「食用部」「食用法」「類似草」など実践的な解説をしている。自給塩の作り方まで載せているのも、海岸線の長い静岡県らしく印象的である。

「終言」では「命は食にありとの諺どおり、我々の肉体も、精神も、運命も食物に左右される事は大きい」「各材料の持味を生かして生食の出来るものは努めて生食する自然食の生活に徹し、或は混炊して綜合食を励行する」と述べ、食の大事さを訴えるとともに、食べられるものをすべて利用して生き抜こうと、県民に非常時の覚悟をせまっている。確かに、現在からみれば時代錯誤の感があるが、その真剣さ、旺盛な探求心には、ある感銘をすら覚えるのは私ばかりではないだろう。

二、『食生活指針』が出された背景

このたび、本書が人間選書として復刻されるに当たって、当時の静岡県知事・菊池盛登氏のことや、食糧事情について多少調べてみた。

菊池盛登《きくちもりと》知事(本書で知事名は二か所で登場し、緒言では菊地、もう一か所では菊池となっている。『日本の歴代知事』〈昭和五十六年、歴代知事編纂委員会〉には菊池として載っているので、復刻に当たっては菊池とした。知事名を誤植することに当時の混乱ぶりが偲ばれる。以下、知事の経歴は『日本の歴代知事』による)は、明治三十一年(一八九八)大分県生まれ。大正十二年(一九二三)高等試験行政科に合格。翌十三年東京帝国大学法学部政治科を卒業すると同時に官界に入り、高知県属となる。以来、地方警視として、高知、佐賀、長野、大阪各府県勤務を経て、宮崎県警察部長、山口県警察部長、警視庁特別高等警察部長、佐賀県知事等を歴任。昭和二十年(一九四五)四月二十一日、静岡県知事に就任した。終戦後の九月十二日、九月二十日に創設された禁衛府(注、宮内省所属官庁)次長に転じて静岡県を去った。菊池知事は警察畑を歩いた官僚で、静岡県には半年しかいなかったことになる。

当時の食料事情を『昭和ニュース事典』で見てみる。

昭和十七年七月十七日付「東京日日新聞」は〈食糧営団の設立「運営大綱」政府はさきに戦時下食糧問題の重大化に備え、重要食糧の配給・消費・貯蔵等に関する一層の国家管理体制を強化すべく食糧管理法を公布した〉ことを報じている。

また、昭和十八年六月五日付「朝日新聞」は「休閑地の徹底活用推進」の記事で、雑穀栽培や未利用水面の活用をすすめており、食糧増産応急対策要綱をくわしく述べている。そして、〈農村の附近都市、特に地方の町等より、青少年、一般市民の労力を大政翼賛会諸団体を中心とする自発的の国民運動として適当なる勤労報国隊等を動員し、地元農村の要請に応ぜしむること〉等とあるように、この頃から未利用地利用、未利用水面活用で、鯉、鮒、鱒の孵化・放流施設を拡充して淡水魚の増産を図ることが要請されるようになる。私たちの学校の運動場も一面さつまいも畑になったことを思い出す。

昭和十八年十二月二十九日付「朝日新聞」は「食糧自給態勢強化対策要綱」（情報局発表）を載せ、増産確保に関する組織の整備、農地に関する統制についてくわしく解説している。

静岡県内では、「静岡新聞」が昭和十八年六月十三日付「稗の大増産運動」、九月十七日付「県、甘諸混食断行」、昭和十九年三月三十日付「県下四市に雑炊食堂」、六月五日付「混食、代用食の励行を

徹底」などを報じている。昭和二十年三月三十一日付では「米の代用品『藷粉』登場」の見出しがある。

これらの記事から分かるように、終戦の何年も前から食糧事情は悪くなる一方で、その対策として本書の発行が準備されてきたものと思われる。しかし、その経緯の具体的なことは、県庁はじめ各所に当たってみたが分からなかった。ただ、同じものが一冊だけ静岡県立図書館にあることが分かった。

三、昭和二十年（一九四五）ころの私たちの暮らし

昭和二十年、私は国民学校の三年生で、掛川市の山あいの落ち着いた集落に暮らしていた。水田と山の畑が集落の生業で、戸数七戸、みんな家族のようだった。七戸の中に分家した家があり、空家になっていたのをわが家が借りて住んだ。父は青年学校、母は国民学校に勤めていた。わが家は、ここで昭和十八年から二十二年までの五年間を過ごしたので、私の戦中・戦後の食生活体験はこの山あいの集落でのこととなる。

このころのことを、私一人の記憶よりも客観性も出ると思い、私の妹・石川迪子（元小学校教諭）に書いてもらった。妹は私より二歳下で、終戦時、国民学校の一年生だった。

＜さつまいもの蔓や葉のスイトンは、だしもなく薄いしょうゆ味だった。配給のトウモロコシはともかくとして、コウリャン、豆糠は味も口当たりもまずくて嫌なものであったが、仕方なく食べ

た記憶がある。

食糧不足を補うため祖母や母とよく草摘みに行った。川の堤でヨメナ、フキ、ヨモギ、セリなど食べられるものはなんでも摘んだ。あのとげのあるアザミの葉は、ほうれん草のようにお浸しにして食べた。砂糖やごまの入っていないものだった。

また、スカンポやイタドリなど食べられると知ると、遊びながら採ってはおやつがわりに食べた。山ユリの根は焼くとおいしかった。今でも食べてみたいと思うものの一つである。たけのこの皮（真竹）を三角に折り、梅干を入れて、その両角を吸うと酸っぱい梅干の味が味わえる。これもおやつだった。ヤマモモ、ビワ、グミ、ヤゾウコゾウ（槙の実）、クワの実、柿はそれぞれ近所の農家から分けてもらった。両親が勤め人の非農家であるわが家は、集落のみんなに親切にしてもらっていたことを子ども心にも感じていた。

カタツムリ、木虫、蜂の子などは友達の家へ行くと焼いて食べさせてくれた。栗や椎の実は風の吹いた朝拾いに行くことも自然に覚えて、どこに行けばたくさん拾えるかの知恵もついた。ザリガニやタニシは、ばけつにいっぱい獲り、ゆでて食べた。当時としてはよい蛋白源となったのだろうと思う。イナゴは両手でバシッとはさんでつかまえる。イナゴ獲りは得意であった。袋いっぱいに持ち帰り佃煮のようにして、家族みんなで食べた。

昭和二十年八月六日生まれの弟のために、近所の農耕牛の乳や山羊の乳を姉と一緒に貰いに行くことが日課であった。うすい重湯に塩味をつけてミルク代わりに飲ませたことも憶えている。今思うと、幼いときから、ずいぶん食糧確保に一役担っていたものだと思う。学校の弁当にさつまいもを持っていったり、学校の帰り道、遊びながら食べられる野草を採り、持ち帰ることは当然のようにしていた。

衛生は十分でなく、赤痢やチフスなどの伝染病の恐ろしさについての話をよく聞かされた。お腹が痛くなると、ドクダミやゲンノショウコを煎じて飲ませてくれた。病気になっても病院へ行くことはなく、麻疹《はしか》のときも耳下腺炎の熱も、ユキノシタの葉を小麦粉と練って、ほっぺや足の裏に貼って治した。〉

私の記憶もほぼ同じである。誰もが、このように自然のものを採集し、利用していたのだ。その頃三十歳前後だった母たちにしてみれば、どんなに必死の思いで食料を確保していたのかと思うが、私たちはそれが生活だったから、悲しいとも大変とも思わなかった。

四、戦後の食生活の変遷

子どもの頃から、農村の住まいや暮らし方に関心があった私は、昭和三十二年、短大を卒業すると同時に生活改良普及員となった。最初に手掛けた課題は「農村の食生活改善」である。高度経済成長が始まる前、食生活は戦争直後よりはよくなったとはいえ、まだ「改善」の対象だった。

当時の日常食の実態は、朝は主食の麦ごはんにみそ汁・漬物、昼は朝の残り汁と漬物、晩は煮物や焼魚というパターンが多く、その材料も家にあるものに集中するのが一般だった。なすの採れるときはなすばっかり、いものあるときはいもばっかりになる。この「ばっかり食」にならないよう、栄養のバランスのとれた献立の工夫をすすめ、菜園の収穫物が片寄らないように計画栽培を呼びかけた。蛋白源を確保するためにうさぎや鶏の飼育をすすめて、その解体講習会を開いた。肉の保存法の研修、農繁期のための保存食つくりなど、先輩や農家とともに実施した。

普及員の仕事は、農家と直接接して、その地域地域の実情の中から課題を見つけ、農家が課題を自主的に解決していくその方向をつけるというものである。だから、対象によってさまざまな取り組みとなる。

ある若妻が手記に「蛋白源に鶏を飼っても私の口にはなかなか回ってこないので、産み立ての卵に家族の名前を順番に書き入れることにしました」と書いていた。「バランスのとれた食生活」を目標に、一日に必要な食品を算出する術を身に付けても、姑や夫の理解を得なければどうにもならない現実があった。しかし、そのような困難も前記の若妻のような聡明さと努力によって徐々に克服されていった。

また、働きやすい台所の改善、健康を考えた時間の使い方、経済のやりくり、自家菜園の工夫など、それぞれの課題の解決のために農家とともに創意工夫した活動を展開した。その課題が解決できると、周囲にも波及していく。このような体験は、当時普及活動に携わった人なら誰でもしていることだ。しかし、課題は尽きることがない。自家菜園に作付けした野菜がたくさん採れれば、その加工・保存技術が求められる。そのための技術交換や展示会、資料つくりとPRなどが必要になる。それはそれで大変なことだったが、充実感もあった。

しかし、高度経済成長期になると、農村にも競って企業が誘致された。それまで農業を担っていた主婦までが勤めに出て現金収入を得るようになった。勤めに出ない主婦は遊んでいるように思われ肩身が狭いといい、ガソリン代が赤字だといいながら勤めに出ていった。そして、帰りにスーパーに寄ってパック入りの既成食品やインスタント食品を買ってくるという生活に変わっていった。当時、この人たちにしてみれば、それが近代的な食生活だと思っていたのかもしれない。

しかし、その頃ある青年が「いやになっちゃう。おらのおふくろは買ってきたおかずを、パックのままテーブルに並べるだもん。食う気もせん」と言ったことがあった。行くところまで行ったという思いだった。昔から農村では、「三里四方で採れたものがその人の身体に一番合っている」という。地場産の本物の味を伝える、食生活はその方向で考えなければいけないのではないか、「近代的」「科学的」な食生活を推進してきた私たちは、反省を込めてそう思った。

昭和五十年、私の担当地区の豊岡村で、農水省の「農村生活中核実験施設設置事業」を実施することになった。それは変わりゆく農村のコミュニティ施設として、どのようなものがあったらよいのかという、全国一〇か所の実験事業であった。どのような施設にしたらよいか、村で実態調査をしてみた。

　この地域には昔から、各集落に麹室《こうじむろ》の施設があり、隣組同士で共同作業をしていた。そのため、初嫁っ子でもすぐ村人になじむことができたという。しかし、今では麹をつくる人もいなくなった。また、農協への出荷物は八〇品目もあり、規格からはずれたものはほとんど廃棄していること、転作大豆もたくさんあることが分かった。

　そこで、ここの施設のメインは身近にある農産物の有効利用をするためのものということになった。単なる料理教室ではなく、各種農産加工ができる施設とし、転作大豆があることから特にみそ加工施設には力を入れることになった。しかし中には、「この忙しいのに自分でつくらなくても買えばよい、つくっている手間が惜しい」という声もあった。

　そこで、なるべく簡単にできる工夫をした。以前は泊まり込みでつくっていたという麹は製麹機を導入、朝三時から夕方まで炊いたという大豆は圧力釜を使い、塩を混ぜて搗いたという臼のかわりにミンチ機を使って仕込むという方法をとった。これは好評で各地に普及した。多くある農産物は瓶詰めや漬物等に加工する。それぞれ、農家ならではの豊かさとして共感を持って迎えられた。

　農業経営も近代化され、大型化・専作化してくると、自家菜園にまで手が回らなくなる農家もでてきた。それなら地域内で融通しあったらよいと、朝市や無人市をつくり、そこへ余剰農産物を出すことを始めた。これはどんどん各地に普及していった。

「日銭が入るので張り合いがある」「嫁と姑が協力しあうようになった」「あまり手伝わなかった嫁が積極的に農作業をしてくれるようになった」「勤めに出ている息子が職場の人に頼まれて野菜を持っていく」等々の話が聞かれるようになり、農家の暮らしも足が地についたと思われるように変わっていった。

私たちの課題も、これまでは生活の中で不都合な部分を見つけて、それを改善の方向に向ける活動であったが、この頃から農村・農家のよいところを見直し、次代を担う子どもたちにも誇れるような、一度は外に出た子どもたちが帰ってきたくなるような地域づくり活動へと、課題の視点も変わってきた。

今では、郷土の味としての特産品開発が盛んになり、仲間同士助け合って必要な施設をつくり、営業許可をとるというように、農村ならではの活動が各地で展開されるようになった。

私はひそかに『食生活指針』で述べている内容が、特産品開発のヒントになるかもしれないと思っている。というのも、本書で述べられている食べものを、昔から現在まで営々とつくりつづけているところがあり、それは豊かな食生活だと思うからだ。

五、水窪町の郷土食に思う

静岡県北部の、長野県と愛知県に隣り合った水窪町は、そのようなところである（水窪町の食生活や暮らしについては『聞き書　静岡の食事』〈農文協刊〉の「県北山間〈水窪〉の食」にくわしい）。

水窪町では、戦時中から戦争直後、都市や平野部で「代用食」とされた山畑の麦、いも、そば、栃、あわ、ひえ、きび、もろこしなどを、今でも行事食・日常食として上手に利用している。この町の生活改善グループの「ふるさと便」には、いつもこれらの加工品が入っていて、大変楽しみである。栃餅など、水窪ならではの見事な味であるが、その作り方は昔ながらの驚くほど手間暇をかけたものである。拾い集めた栃の実を乾燥しておき、年中使うわけだが、一粒一粒皮をむき、沢の水に何日も浸けたり木炭を使ったりして渋味・苦味を抜いてから餅やお粥にして食べる。餡《あん》入りの栃餅はほんとにおいしい。

ここでは、暮に行事食として餅と一緒に必ず豆腐を手作りする。硬い豆腐で、一〇日ほど持つから、おせちの煮物につかうほか、正月中食べることができる。嫁と姑の共同作業である。また、ここのグループ員たちは玄米をはじめ、種々の雑穀を見直す勉強もしている。北遠（北遠江）の粒食、雑穀料理のコンクールなども開催して新しい調理法の開発にも取り組んでいる。

水窪町の生活改善グループの取り組みは、『食生活指針』の代用食と重なるものを持っている。しかし、ここ水窪では「代用食」ではなく、それが日常食だったわけである。食べものを作ることのできない都市は例外として、各地域はその地域なりの自給体制を持っているというのが本来である。平野部は米麦と淡水魚を中心とした食生活、山間地は雑穀栽培や採集・狩猟を中心とした食生活。

私が二〇年前『食生活指針』を見たとき、漠然と感じたものはそのようなものだったと今にして思う。それは、私が山あいの地で育ったからかもしれない。しかし、その後生活改善の仕事を通して確信したものは、全国画一的ないわゆる近代的食生活が理想の食生活でなく、地域に根ざした食生活こそがありうべきものではないか、ということである。そのことを水窪のグループは私に教えてくれた。『食生活指針』は、そのきっかけをつくってくれたように思う。

（「のらり会」会員、元静岡県生活専門技術員）

乏しくも健気な時代の『食生活指針』——これを如何に活かすか——

豊川《とよかわ》 裕之《ひろゆき》

はじめに

敵・連合国軍のポツダム宣言を受諾した昭和二十年八月十五日付の序文を持つ珍しい発行物を眼の当たりにして、感慨深いものがある。その時私は、中学一年生であり、群馬県勢多郡北橘村真壁にある佐久発電所の社宅の疎開先でポツダム宣言受諾の玉音を涙して聴いた。猛暑の晴れ渡った日だった。しかし、すっかり忘れていたあの日を、ありありと思い出させたのがこの本である。

関東一の発電量を誇る水力発電所社宅の伯母の許《もと》に疎開していたので電気炊飯器、電気風呂など恵まれた生活ではあったが、中学一年生の私は主な労働力として空き地を開墾して自給自足の努力をしていた。初夏や秋の収穫時には薩摩いもを二百数十キロ、小麦は二俵（約百二十キロ）、じゃがいもも二百数十キロほど収穫したのだった。毎朝、煮たじゃがいもと味噌汁を食べて、二里ほど離れた中学校に歩いて通い、昼の弁当は雑穀や甘藷の茎等の入った混ぜ飯と、煮干の醤油付け焼きが三匹と沢庵を食べて、勤労奉仕に勤《いそ》しんだ。夕食にはすいとんを食べ、夜食には干し芋でも食べられたら至福の時代だった。本書は、これらの日々をはっきりと思い出させてくれたのである。つまり、この本が世に出たときはそういう食糧事情だったのである。

一、静岡の「のらり会」と食生活指針

さて、この冬、平成十三年十二月一～二日「地域が輝くいきいき食生活フェア二〇〇一」（農林水産省　健全な食生活普及浸透事業）が東京新宿NSビルで開催された。農林水産省の該事業による「地域に根ざした食生活推進コンクール二〇〇一表彰式」を兼ねているが、平成十二年に策定された「健康づくりのための食生活指針」の普及活動の一環として実施されたものである。各地の名産品や伝統的な食品等を含めて盛りだくさんな展示があり、有意義な催しであった。

その展示物の中にこの『昭和二十年　食生活指針』があった。静岡の「のらり会」の展示物であった。「のらり会」は静岡県の食生活を環境にやさしく開発しようとするボランティア・グループであって、このグループが昭和二十年八月十五日に発行された『昭和二十年　食生活指針』を見つけだしたのである。あの日に発行され、しかも、今、まさに注目されている「食生活指針」という表題を持っている本を、である。わが国の食生活指針は最近では都合三回策定されており、筆者はその全てに関与してきた者であるだけに、この『昭和二十年　食生活指針』の存在はまさに驚きである。その驚きはよくぞ見つけたりという感慨と、あのどさくさの折によくぞ出版したものぞという驚きである。

そして、その内容の隔世の感に愕然としたのであった。

二、「食生活指針」のねらい

さて、「食生活指針」と称するものには、この昭和二十年（一九四五）の静岡県版のほかに昭和六十年（一九八五）、平成二年（一九九〇）と平成十二年（二〇〇〇）の厚生省版との三つがあるので、ここではそれぞれ『食生活指針　四五』、『食生活指針　八五』、『食生活指針　九〇』、『食生活指針　〇〇』と略称することにする。

まず、これらのねらいはそれぞれ異なり、とくに断るまでもないが『食生活指針　四五』は戦中に企画されたものであり、後の三つの食生活指針とは全く意図が異なる。

前者は、まだまだ負けずに戦争続行する意図だったものが、たまたま戦争に負けたので、急遽、戦後の深刻化する食糧不足に備えて代用食や救荒食となる食材料や料理法を説明したものであり、耐乏生活を基調とする生存のためのものである。しかし、後者の『食生活指針　八五』、『同　九〇』、『同　〇〇』には「健康づくりのための……」と冠がつけてあるだけに飽食や贅沢にのめり込みがちの国民を生活習慣病から守り、健康余命の延長をねらったものであるけれども、各年度ごとに少しずつねらいの違いがある。

わが国ではさし当たって飢えの心配はないけれども――食糧自給率の著しい低下の問題は抱えてお

り有事の時の飢えの問題は無視できないが――偏食や食生活の乱れによる栄養素等の過剰摂取と不足が未だに国民の健康を阻害しているので、成人病予防または生活習慣病、運動習慣の育成および自主的にこれらに取り組む姿勢の涵養を図ることが目的とされている。特に、壮年者の生活習慣病の罹患・死亡が増えているので、それの予防のために『食生活指針　〇〇』が策定された。この基本となっている「第六次改訂日本人の栄養所要量」では新たに「食事摂取基準」を設けて、従来からの栄養必要量に加えて栄養摂取量の上限を規定して過剰摂取をしないようにしている。

したがって端的に言うと、同じ食生活指針であっても、片や食糧不足と飢えに対するものであり、片や飽食と偏食に対するものであって、ねらいが全く異なると言ってよい。

三、『日本庶民生活資料集成』第七巻（飢饉、悪疫）と『食生活指針　四五』

終戦の日付で発行された『食生活指針　四五』は食糧窮乏を補うために代用食や未利用食糧資源の活用を奨励することが主たるねらいであったのは当然のことであった。

したがって、ここに掲げられている項目は、(1)主食および代用食、(2)未利用食糧資源、(3)野菜の加工利用その他である。しかし、筆者のようにこの時期に生きたものにとっては、どうもその内容、代用食や未利用食糧資源にしても目新しいものがない。しかし、現代の若者や六十歳未満の人にとっては初めてみるものであろう。玄米、大麦、小麦は論外として、鳩麦《はとむぎ》、高粱《こうりゃん》、稗《ひえ》、粟《あわ》、黍《きび》はあの食糧窮乏の時期には一度や二度は口にしたものであり珍しくもないが、はしばみ、からすうり、となるとさすがのかつての餓鬼にもそんな食べものがあったのかと、多少の驚きもある。このあたりの、知っていたいないの差は当時住んでいた場所などによって異なると思うが、どんぐり、栃《とち》、菊芋（注、目次にはあげてあるが、本文にはない）についてはいるが食べるための処理方法（下ごしらえや調理法）については筆者も知らない。さらにその他野草に至っては食べられるのかどうかも分からず、びっくりするものが多い。

しかし、ここに代用食、未利用食糧資源として記載されているものは、かつて江戸時代の飢饉の時に農民が飢えを凌ぐために救荒食として食べたものとほとんどおなじである。救荒食については『日本庶民生活資料集成』第七巻（飢饉、悪疫）に膨大な資料が収載されているので分かることだが、天明・天保の以前から生活の知恵として継承されたものであり、新しく見いだされたものではないことだけは確かである。

四、先行文献：『郷土食慣行調査報告書』との関連

この『食生活指針　四五』には基礎となる文献があったと考えられる。それは『郷土食慣行調査報告書』（中央食糧協力会、昭和十九年十二月十日発行）である。発行日から勘案すると、『食生活指針　四五』の八カ月前に発行されたこの報告書には第一篇・関東及中部に於ける郷土食慣行（東京帝国大

学農学部農業経済学教室調査報告）が収録されており、その中に静岡県駿東郡須山村の調査報告も含まれている。該書の第一章・概説、第一節「調査の立場と対象」には次のように記述がある。

「与えられた課題の調査に当たり、我々が重点を置いたのは、各地に現存せる郷土食慣行の現にある姿、そのよって立つ地盤、その推移しつつある様相、謂はゞ郷土食慣行の実態の忠実なる把握にあった。蓋し今日の食糧情勢下に於て国民食糧自給対策の一環として採り上げられた郷土食の存続普及は、かかる実態の忠実なる把握、之に基づく適切なる改善及び施策によって始めて意義ある成果を収めうることを信ずるからである。」

すなわち「国民食糧自給対策の一環として採り上げられた郷土食の存続普及」を目的に調査した中に静岡県の資料も含まれているのであり、これには①郷土食の種類と調理法、②米配給制度と農村の米消費について、③生産事情、④郷土食の変遷の四項目があるので、『食生活指針　四五』に引用することができる。また、静岡県駿東郡須山村に限らず、関東各地の調査記録（栃木県那須郡東那須野村、神奈川県津久井郡佐野川村、山梨県南都留郡勝山村、千葉県印旛郡富里村などの各地の調査報告）も詳細に収録されているので、推測だが、大いに活用されたか、もしくは参考にしたと思われる。百歩譲って一つ一つの事例が引用されたのではないとしても、事例の検証方法は参考にされていることは間違いない。

しかし、以下に述べる代用食、未利用食糧資源、野菜の加工利用等という字句は郷土食慣行調査報告の中では用いられていないので、『食生活指針　四五』の独自性は認められる。また、郷土食慣行調査は東京、京都、九州、および東北の各帝国大学の農業経済学教室が調査を担当しているので資源利用の視点はあるが、『食生活指針　四五』のように調理方法などについては触れていないことからも、独自性はあると評価できる。

なお、この他「農村保健衛生実態調査」が内務省によって七か所、各府県警察部衛生課によって一三四か所で大正七年から昭和四年にかけて実施された。静岡県では周智郡宇刈村（現・森町）が調査対象となっており、何らかの参考になっていると考えられる。

五、流通機構・消費者・行政の変化――もう後戻りはできない――

『食生活指針　四五』の「終言」に、

「然し乍ら供給に倍した需要の激しい現在我々に、日常生活を満足させるだけの食糧が与えられるとは誰しも考えてはいない筈である。

過去から現在へ、人々は食生活の問題にかけてはあまりにも無関心であった。栄養吸収、調理の問題に於ても科学性が薄かった。

伝統に忠実なるはよしとするも、時代と共にある生活に細い技巧が加われば、それだけ剛健性が欠けてくる。食生活も亦然りである。徒らに味覚にのみとらわれて質そのものを軽視した点に現代の失敗があった。それも大勢である。流れである。その失敗に気づいた時、復古し、改革すべきは一刻も早く新しき食生活を確立しなくてはならないのである。」と述べている。蓋し明言である。

この文脈には敗戦の意識が全くないことは意外だし、現在にも通用する警告であることにも驚かされる。この文章で言っている、「技巧が加わると剛健性が損なわれる」、「徒らに味覚にのみとらわれて質そのものを軽視した点に現代の失敗」などは全くその通りですと肯定せざるを得ない。しかし、「復古すべきはすみやかに復古し、改革すべきは一刻も早く新しき食生活を確立しなければならない」の文章は敗戦後の塗炭の苦しみを全然意識していない。まだ交戦中の意識である。この健気こそ現代のわれわれには必要ではないだろうか。

「それも大勢である。流れである」と言っているように、現在のわれわれの食生活はこの時から続いている流れに乗っかっているのであり、もう後戻りはできない。栄養行政も流通機構も別の行政機構や流通機構に取り替えるわけにはいかない。消費者自身も身長が伸び体形が変わったこと以上に変わってしまっているのだから、何もかも後戻りできないのである。「失敗に気づいた時、復古すべきはすみやかに復古し、改革すべきは一刻も早く新しき食生活を確立しなければならない」。このことこそが今のわれわれには必要不可欠だと教えてくれる。簡単にできることではないが、この道しかない。

六、環境保護に向けて

「のらり会」の活動趣旨に、食生活を自然と調和させるということがあり、この『食生活指針　四五』を見つけだし、公に披露してきたのもまさにその点にあったと言えよう。しかし、『食生活指針四五』の精神をそのまま環境保護に結び付けることはできないだろう。グルメとして自然の食物に接するのではなく、自然の食物に関心を抱いて、なおかつ自然の食物に敬愛の心を抱くことがなくてはならない。人間の活動自体が自然環境の破壊につながることを自覚して、つつましく行動しなければ、一時的には未利用食糧資源の活用の効果を上げることができたとしても、長い目でみるとその資源の枯渇を促して結果として逆効果を生むことになるだろう。真摯な取り組みを期待したい。

（東京栄養食糧専門学校・特別顧問）

現代の食生活に引きつけての辛口の感想

田村《たむら》　真八郎《しんぱちろう》

はじめに

静岡県が太平洋戦争（一九四一〜一九四五年）の敗戦の年、昭和二十年八月の配布文書に『食生活指針』の名称を付しているのは全く驚きであった。一般に「食生活指針」というのは、一九八五年から出されている厚生省による生活習慣病を予防する意図をもつ食生活の指針だからである。飽食の時代と全く反対の飢餓の時代にも「食生活指針」という言葉が使われていたのである。戦争がまだ続くと予期していた終戦のだいぶ前から準備されていたものと思われるが、当時の食料不足を乗り切るためにあらゆる食材が取り扱われている。

その努力に敬意を表することには、私もやぶさかではない。しかし私は食料関連の科学技術者としての視点から、現代の食生活に引きつけて考察してみると、その内容について辛口の感想を述べざるを得ないことを初めに陳謝しておきたい。というのも、この文書にノスタルジックに対応し、これをこのままよしとする人がいないでもないと思うからである。

素直に具体的にいうと、現在では大部分が役に立たないと思う。この文書がつくられた昭和二十年（一九四五）と平成十四年（二〇〇二）とでは、時代が大きく違うからである。

ひとつは、この半世紀以上の間に科学技術がいちじるしく進展、変化したことである。またいまひとつは、昭和二十年には食料不足（当時は食糧難と呼んだ）が現実に進行しており、長期にわたりそれが続くと考えられていた時代であるのに対し、現代は輸入食料・飼料に半分以上を依存してはいるが、日本では食料はダブダブに溢れており、もし食料不足が起こるとしても数十年先の話と思われているし、起こらないだろうと考えている人も多くいる時代だからである。

しかし「治にいて乱を忘れず、乱にいて治を忘れず」という諺もあり、私はやはり食料の問題は、充足（治）の時代にも不足（乱）の時代を忘れないで用心をしておくのがよかろうと考えている。

したがって私も、当時の静岡県知事、菊池盛登の「緒言」の中の以下のような実用科学重視、剛健明朗などの精神を心にとめて、現代の科学知識と技術を利活用する食のあり方を考えてみよう。

＜更に未利用食糧資源の活用を図り、食糧の不足を補う等創意と工夫をこらし進んで科学的、経済的、衛生的の調理法を考案し更に栄養消化、吸収等の実用科学方面に配意をめぐらし新しき食生活道を確立し、剛健明朗な新生活の樹立こそ刻下の急務でありますから、全県一丸となり努力と叡智とを以て一刻も早くこれが解決を致したいものであります。＞

一、種実によるエネルギー源確保は無理

＜主食および代用食＞の部分については、私は以下のように考えている。食料不足の場合に第一に努力すべきことは、エネルギー食料の確保である。人間は大づかみにいえば、一日当たり食料の実質（無水物）で五〇〇グラムが必要である。ビタミンやミネラルなどの必須栄養素は微量であるから、この五〇〇グラムのほとんどはエネルギー源である（一グラム当たり四キロカロリーとすれば二〇〇〇キロカロリーとなる）。

理屈の上では、脂質でもタンパク質でも砂糖でもよいのだが、現実の食料としては大部分がデンプン質食料（もっとも主体をなす穀物は少量のタンパク質、脂質を最低必要量ギリギリぐらいは含有している）である。したがって穀類、イモ類、豆類の増産、供給に最大の努力をせねばならない。

本『食生活指針』では、＜一、主食および代用食＞として、穀類、大豆、イモ類、カボチャ（南瓜）があげられているが、これらの増産と有効利用の努力は当然である。

次いで＜二、未利用食糧資源＞の（一）澱粉資源には、どんぐり類、はしばみ、とちなどがあげられているが、これは現在ではほとんど実用にはならないと思う。例えば六二ページにはどんぐりの渋抜きについて次のような記述がある。

＜種実を鍋にて茹で充分煮沸し、莚《むしろ》の如きに移し取り、二～三日、日光で乾かしたる後、臼にて

搗き、堅皮を去り、再び湯にて煮て種子が軟らかくなり、手にて捻り潰し得る程度となし、笊に移し流水に漬け置き、充分渋味の去るまで水洗いし、後、布袋に入れて水分を絞り容器に広げて乾燥する。〉

現代では実用的でないと考える理由は二つある。

ひとつは、ふんだんに水資源、燃料資源、労力資源を消費しており、現代ではこれは困難だと思われることである。現代は資源問題と環境問題を抜きにして行動してはいけない時代だからである。

いまひとつの理由は、どんぐり類を主食的に食べていたと考えられている縄文時代の日本の人口は、最盛期の中期でも三〇万人ぐらいと想定されている。それが現在の日本の人口はその四〇〇倍の一億二〇〇〇万人を超えているので、どんぐり類がそれほど食料資源的に頼りになるとは、考えられないからである。

なお、初めの方の理由、現代では貴重な、水、エネルギー、とくに人手を使い過ぎているという点は、当時は「滅私奉公」の時代であったから、やむを得なかったのはわかるが、本『食生活指針』全体の弱点となっており、雑穀の利用にしても野草の利用にしても、あまり実効的ではない、場合によれば「骨折り損のくたびれ儲け」のように感じられてしまうのである。

二、穀類のタンパク質の落とし穴

雑穀の中のはと麦については、三二ページに次の記述がある。

＜子供、病人等に与える牛乳が不足している時は、はと麦を重湯《おもゆ》にして飲ませると牛乳に匹敵する価値がある。はと麦二合に水二升をもってトロ火で五合ほどに煎じて、これを牛乳代用にする。＞

この中の＜牛乳に匹敵する価値がある＞は、現在の知識からみると正しくない。当時はタンパク質のアミノ酸分析法も未確立で、栄養学的研究も充分進んでいなかったからであろう。穀類のタンパク質栄養上の弱点は主として、必須アミノ酸のリジンが不足している点にあるとされている。『食品成分表』によれば、食品のＮ（窒素）一グラム当たりのリジン含量が、牛乳では五二〇ミリグラムなのに対し、はと麦精白粒ではわずか一〇〇ミリグラムで、五分の一しかない。穀類の中では比較的よい未精白米では二二〇ミリグラム、中ぐらいの小麦粉中力粉で一四〇ミリグラム。悪いとされるとうもろこしのコーングリッツの一一〇ミリグラムよりも少ないのである。牛乳に匹敵するとはとても言えないのである。ちなみに大豆からつくる豆乳は三九〇ミリグラムである。

また栄養関係では、三〇ページ、四三ページの表は、水分含量の少ない穀類乾物と水分含量の多い米飯、煮うどんなどの料理された食品とが混在しており、そのまま比較をしてはいけない数値が入っているので注意せねばならない。

六一ページから始まる〈未利用食糧資源〉の〈蛋白資源〉では、〈小魚類、小鳥類、蜆《しじみ》、蛙、蛇、かたつむり、いなご、食用昆虫、蜂の子、蛹、ニカメイチュウ幼虫、げんごろう〉があげられている。これは、水田など淡水の小魚類は農薬との関係を解決できれば利用可能かもしれない。小鳥類は野生動物保護の時代であるから食用は困難であろう。その他の小動物も含めて総じて食用タンパク質資源としては頼りになるとは考えられない。

日本においてはタンパク質としてはやはり植物性のタンパク質が主体であろう。その場合に大豆や小豆やソバは比較的良好なのだが、全体的にはそれでもリジンが不足ぎみである。

三、これからの時代はバイオテクノロジーも

この問題の解決には私はバイオテクノロジー（遺伝子組換え、広義の組織培養、バイオリアクターなどを中核とする新しい生物学的・化学的技術システム）を応用するのがよいと考えている。ひとつは穀類作物の遺伝子組換え・ＤＮＡ組換えによるリジン含量の多い米、小麦、さらにさつまいも、じゃがいもなどの育種である。このうち穀類についてはおそらく一〇年ぐらいで可能であろう。いまひとつはバイオリアクターを用いて、ブドウ糖などからリジンをつくる技術の利用である。これは日本のお家芸的技術で、現在すでに実用化されているが、この技術をさらに発展させることが期待できる。この工場生産したリジンを穀物食品などに強化することにより、動物性タンパク質の補強

がなくても植物性タンパク質の栄養の質の問題は解決できるのである。

なお、もっとも根本の根本の問題はブドウ糖などのエネルギー食料をどうすれば日本は確保できるかということである。これは難問であり私も自信はもてないが、長期的にみればセルローズを分解する能力を持つきのこの類、白蟻や牛などの反すう動物の胃に生息する微生物を利用するバイオリアクターの発展、あるいはそれらが持っているセルラーゼ（セルローズ分解酵素）を利用するバイオリアクターの発展に期待するのがよかろうと考えている。もみ殻、いなわらを初め材木にいたるまで植物体の無水物のかなりの部分はセルローズであるが、そのセルローズを加水分解してブドウ糖とする技術装置をつくることができるからである。一〇年では無理であろうが五〇年の間には何とか実用化できないものかと思っている。これができれば食料資源問題のそれこそ「最終的解決」に近づける技術開発なのである。現在のバイオテクノロジストの見果てぬ夢ということであろうか。

タンパク質の問題に戻ると、基本的には世界全体の食料不足が起こり、それが深刻長期にわたる場合に日本が畜産飼料用のとうもろこし、大豆などの輸入が全くできなくなり、畜産食品の生産供給が壊滅状態になったとしよう。その時にはありがたいことに海洋水産資源に恵まれている日本の場合は、日本近海でとれる水産魚介類を公正に国民に分配して切り抜けるのが本筋であることは確かであろう。バイオテクノロジーの援用はそれを補強できるということである。

四、「家庭野草園」より「家庭花草園」を

未利用食料資源の〈ビタミン質〉については、七〇ページのかたばみから一〇三ページのひし（菱）まで多くの山野草の解説がある。これは、どの植物が普通の野菜の代用として食べられるのかを知らせてくれるので有用である。しかし現在ではビタミン源としての意味はあまりないと思う。現在日本の医薬品・食品産業は、合成生産と微生物生産とを組み合わせて、全てのビタミンの一日必要量を全部合わせて一〇円程度で供給できる技術力を持っているからである。

山野草の利用で私がよい指摘だと思うのは、八〇ページの〈たんぽぽ（蒲公英）〉の項である。〈山間の路傍等に広く繁茂する宿根草で、愛らしい花を持つ親しみの多い野草である。〉〈だからこの根を庭園に移植するか、また成熟した種子を播いて家庭野草園を経営して、適時活用の道を講じ置くことが大切である。〉

現代は野菜も充分に供給されている時代であるから、私はむしろ「家庭野草園」というよりも、花も楽しみ、時折趣味的に食べてみる「家庭花草園」をガーデニングの一環として入れていくのがよかろうと考えている。

その場合に、このたんぽぽと七九ページのげんげ（レンゲソウ）の取り合わせなどが最適ではないだろうか。春に咲く黄色花のたんぽぽと、赤紫の花のレンゲは誰でも知っているから、食用にすると

き不安がないと思われるからである。レンゲは花も食用になるし、たんぽぽもキク科であるから花も食べることができよう。また、レンゲはマメ科であるから根粒バクテリアが空気中の窒素ガスを肥料化して土地を肥す能力もある。

このあたりから出発して多くの、花の美しい食用野草を取り入れるとよいであろう。さらに私の希望としては、この花草園の中にさつまいもとかぼちゃを入れて欲しいということである。さつまいもは子どもたちのいも掘り・焼きいもパーティーができるし、かぼちゃはツルが伸びれば、稲、大豆、じゃがいもなどが利用できない屋根の上の太陽光エネルギーを使って光合成ができるからである。

この面ではさつまいもについては花もいもある品種（さつまいもは朝顔と同じヒルガオ科の植物であるから朝顔に似た花をつけるが通常の品種は日本ではごく稀にしか花をつけない）を、かぼちゃについては早春から急速にツルを伸ばして、二階家の屋根の上まで昇って葉を茂らせることのできる耐寒性の品種を、ぜひ一〇年ぐらいの間に育種していただくことを農業関係者にお願いしておきたい。普通の山野草は時に趣味的に食べられて喜ばれることはあっても、実質的な食料生産には結びつかないが、さつまいもとかぼちゃはいざという場合には実質的な食料資源の生産力があるからである。

五、発展させるべき微生物利用技術

ここ五〇年の間に科学技術はいちじるしく進歩した。その技術を理工学的な技術と生物学的な技術とに分けて考えてみよう。理工学的な技術は装置化されるので、ある程度大きな規模でないと装置の効率が悪く、また利用規模が小さいと稼働率が低くなるなどから効率的に利用できない場合が多い。これに対し生物学的な技術は多くの場合に技術が生物個体の中に内在化されているので、かなり小規模でも利用できる。とくに微生物利用の場合はそうである。

精米技術で考えてみると、現在とぎ汁による環境汚染を起こさない、節水できる、便利であるなどの理由から、無洗米の消費が伸びているが、これは粘着性の米ヌカやデンプンなどを使って精白米に付着している少量のヌカを取り去る場合が多いが、理工学的な技術であるから、家庭用の小規模な装置をつくって家庭用の精米機と連結しても効率も悪く、稼働も一日数時間になってしまうので、ある程度の規模の精米工場で利用するほうがよい技術である。また家庭では副産物として出る米ヌカの有効利用も困難であろう。米油の利用もむずかしい。

次に調味料の製造ということを考えてみよう。調味料は食料資源を美味に食べるために重要であり、現在では多種多様な調味料が商品生産され、利用されている。

しかし、太平洋戦争の戦中、戦後のような食料不足の時代にはほとんどの調味料は入手困難であった。戦中・戦後を食料難の東京で一家の食事をやりくりしてきた私の母は次のように述懐したことがある。「いよいよになると、食塩と食用油があれば何とかできる」。食塩は振り塩とし、油は汁物に数滴たらすということだった。

その食塩と食用油のつくり方が、この『食生活指針』に述べられている。しかし残念ながら両方とも現在では実用的でない。食塩の製法については戦後急速に理工学的技術が発達し、現在ではイオン交換膜を利用して、昔の塩田濃縮法よりはるかに効率のよい製造法となっている。また食用油についても現在では溶媒抽出法により昔の圧搾法よりも格段に効率のよい製油法・精製法が確立されているからである。

したがって、調味料の中の必須物資ともいうべき食塩と食用油については、かなり大規模な工場生産に依存せざるを得ないものと思われる。なお、日本では食用油資源作物をほとんど栽培していない。ただひとつ米ヌカに二〇％ほど含まれている油分が利用できるくらいである。この場合は前に述べた無洗米を製造する精米工場に米ヌカ油製造施設を併設して生産するのが当然であろう。また稲作のほうで油分含量の多い胚芽の品種や大きな胚芽の品種をＤＮＡ組換えなどで育種、栽培して、精白米の収量は下がっても食用油資源の米胚芽の収量を増やすという可能性もある。

食塩と食用油の次に調味料として望まれるのは甘味料であろうが、甘味料については多少事情が違う。砂糖の場合はサトウキビからにしてもサトウダイコン（ビート）からにしても、ある程度の規模のほうがエネルギー効率などはよいであろう。しかし砂糖以外にも甘味料はある。ブドウ糖、麦芽糖、水あめなどである。もちろんこれらの甘味料も工場技術で効率的に生産されている。しかしこの場合はある程度実用的に家庭でもつくることができる。生物学的技術だからである。

これらの麹カビなどを利用する水あめなどは、昔の日本の家庭でもつくられていたのである。そこでこれらの技術、さらに戦後五〇年の間に発展してきた生物利用技術、とくに微生物利用技術は今後はむしろ積極的に家庭なり近隣地縁社会なりに技術移転する努力をすべきであろうと思う。さらに味噌、醤油、食酢の製造はもちろん、どぶろくの製造なども自家用で販売をしない限りにおいては家庭で行なってもよいであろうと思っている。もっともアルコール飲料については法律を改正しなければできないことは確かであるが。

これらの生物学的技術を自家薬籠中のものとして持つことによって、個人が家庭が近隣社会が食料資源の利活用について自信を取り戻すことが必要だと思えるからである。

万が一にしても将来の食料危機に対応する日本社会のあり方としては、大規模工場に頼らざるを得ない無洗米と米油、食塩については公正な配分制度をもって社会の統合と秩序の維持をはかり、一方で甘味料、食酢、味噌、納豆などの微生物利用技術を持つことにより個人、家庭、地域地域の近隣社会が自信を持ってそれぞれの自主性を発揮できるような社会がよかろうと私は考えているわけである。

おわりに――大切にしたい飢饉の記録

また将来のことは誰にもわからないのであるが、過去の飢饉の怖ろしさの記憶については世界各地に文学作品などとして残っている。ドイツの『ハメルンの笛吹き男』なども、飢饉の時に人々が相談して子どもたちを棄てた記録であろうともいわれている。

日本でも明治以前にはしばしば大勢の死者を出した飢饉があった。五〇年前、太平洋戦争の敗戦後には飢饉寸前の食糧難があった。本文書『食生活指針』はその時代を検証する貴重な文献である。

終わりに、日本人としては明治時代の実話をもとにしたと考えられる中勘助（明治十八〜昭和四十）の詩「飢饉」を記憶しておきたい。

飢饉

中　勘助

草木も食ひつくした　北国の凶作地
メアカン颪《おろし》　しみる夕暮
太兵衛の妻は　井戸ばたで
笊《ざる》に一升　米をといでた
亭主が死ぬ思ひで　買つてきた米
それを隣のかみさんがみて　頼むには
親子三人　たべずにゐる
どうぞ五合だけ　貸してください

太兵衛の妻は　気の毒がつて
笊から半分　わけてやつた
帰つた亭主が　それをきいて
腹を立てて　いふには
石でも食ひたい　けふ日《び》の場合
人助けとは　もつてのほか
あすの米の　あてもない
すぐいつて　とりかへせ
太兵衛の妻は　しかたなく
訳を話しに　隣へいつたら
借りた米で　粥《かゆ》をたいて
ふたりの子に　たべさせてた
それを無理やり　とりもどして
亭主の無情を　なげいたのを
太兵衛がきいて　烈火と怒り
薪ざつぽうで　ぶんなぐつたら

急所にあたつて　死んでしまつた
隣のかみさんは　命の粥を
もぎとられた　悲嘆のあまり
子供たちを　外へ出して
首をつつて　死んでしまつた
暫くたつて　もどつた子は
それを見て　びつくり仰天
人をよびに　かけだしたが
途中で凍えて　死んでしまつた
なにもかもない　裸の凶作地
ことしや北国には　黒い雪がふるだろ

（農林漁業金融公庫技術参与・元農水省食品総合研究所長）

為政者の反省材料としての『食生活指針』

福場《ふくば》　博保《ひろやす》

一、戦時中の「栄養所要量」の推移

昭和二十年八月十五日に静岡県庁から『食生活指針』が刊行された。発行人としての県知事・菊池盛登氏は「(終戦の)大詔を拝して」として、「緒言」を寄せている。しかしこれは、戦時下の食糧難が今後も続くとして準備した原稿が、ちょうど印刷製本が終わったところで終戦になり、緒言の内容を書き換えて、これから続く敗戦下の食料不足の日々に備えてどのような心構えで食生活に立ち向かうかを県民に呼びかける形で刊行したものであろう。

この緒言に、「惟《おも》うに我が国の食糧事情は、戦争の継続と共に逐年困難なる状態に進みつつありましたが、挙国一体異常なる努力により極力自給体勢の強化に邁進《まいしん》して来ました」とあり、極力遊閑地の開墾、開畑等によって主要食料の増産につとめてきたが、人力、肥料などの主要資材が不足し、掛声では増産が叫ばれても、実態としては収量の低下が進み、食糧不足による食糧配給量は日ごとに減少するというのが実情であったのではなかろうか。

このことは、政府が策定した栄養所要量の年次変化で見ても明らかである。

まず、厚生省厚生科学研究所国民栄養部が開戦直前の昭和十六年九月に出した「日本人栄養要求量標準」（年齢別・性別・労作別、及び妊婦・産婦・授乳婦別熱量及び蛋白質基準）では、二十一〜三十歳中等労作の人々の熱量として男子二四〇〇キロカロリー、女子二〇〇〇キロカロリーが、また蛋白質としては、男子八五グラム、女子七〇グラムが所要量とされている。

その後、昭和十八年に日本学術振興会、第十六小委員会が国民の栄養基準を作成した時には、国民平均として、熱量二一五〇キロカロリー、蛋白質九七グラムという数値が示され、特に蛋白質の重要性が強調された数値となっている。

この点について、当時、学術振興会で実際の調査に当たった慶應義塾大学医学部の大森憲太教授は、その著『国民栄養概論』（昭和二十三年、雄山閣発行）にその背景を書いておられるが、「蛋白質需要量については多年学術振興会で全国の都市、農村、事業場・工場において尿中の窒素計量により、およそ体重一キログラムについて一・〇グラム蛋白質となっているという習慣食の事実に基づき、これに安全率を乗じて体重キログラムあたり一・五グラムとしてある。尚青少年期には、発育の材料として著しく多量に負荷してある」と述べ、「これらの算定した表の通りであるが、いずれの数値も過大の嫌いがある。殊に蛋白質需要量にいたっては膨大な数字になって、献立作成の面からも殆ど不可能に近い。柿内氏（＊当時の学術振興会第十六小委員会委員長、東京帝国大学医学部生化学教授）の意見によれば、栄養は多々益々弁ずで優良なる栄養は健康を増進し、国民体質の改善をも期待しうる、従って、これは一面栄養庶幾量とも称すべしと唱えているが、今日の時勢からいえば、一つのユートピア的構想に過ぎない」とあり、当時食糧不足から来る国民体位の低下を愁うる栄養学者の立場がこのような形で現れているものと考えられよう。

次いで昭和十九年七月に食糧行政査察使栄養基準委員会、昭和十九年九月調査研究動員本部から同様な数値が発表されている。後者による戦時最低栄養基準量では、二十一～六十四歳男子中労作の熱量および蛋白質要求量は二六〇〇キロカロリーおよび八〇グラムであり、女子のこれら数値は二一〇〇キロカロリーおよび六八グラムであった。国民平均としてのこれら数値は一九一九キロカロリーおよび六八・一グラムが計算値として示されている。この頃となると食糧不足は全国的に拡がり、後者の場合、戦時最低栄養要求量と銘打たれ、前回よりも所要量が削られた形となっている。しかし、当時としてはこの数字は一種の願望量が示されたものであろう。

戦前最後の栄養要求量としては、昭和二十年五月に科学技術審議会が年齢別、性別戦時必需熱量及び必需蛋白質、作業別戦時栄養基準を発表している。ここに戦時必需と言う言葉に当時の必死の思いが垣間見られる思いであるが、実態はこの数字通りの配給は不可能で、この栄養基準に示されたものは絵に描いた餅に過ぎなかった。実際、米の配給量も二合三勺といわれてはいるものの、実際それだけの配給は不可能で、国民は色々なルートを辿って食糧の入手に奔走し、やっとここに示されている戦時最低必要量を確保した不幸な時代であった。

なおこの点について、戦後の統計からも最低限の食糧が配給されていた当時、国民はその食糧だけで生活していたのであるか否かを見ることができる。わが国では農林省から食糧需給表が発表され、厚生省からは戦後の二十一年以降国民栄養調査結果が発表されてきた。前者は、国民一人当たりどの程度の食糧が供給されたかを明らかにするものであり、後者は国民一人当たり毎日どの程度の栄養量が各人の食生活で摂取されているかを知るものである。

昭和二十一年の統計では、農林省では国民に対して各人の基礎代謝量に相当する一三〇〇キロカロリー程度の食糧しか配給できていないとしているが、国民はその程度の食糧では毎日ただ寝ているだけの生活となり、働くこともできない状態であると判断し、労作に必要なエネルギー分の食糧を必死になって闇ルートでかき集めて食生活を充実し、毎日約二〇〇〇キロカロリー程度食べていることを栄養調査で明らかにしている。同様に、不足する蛋白質もこのルート分を含めるとほぼ最低必要量がこの当時でも充足されていたことが明らかになる。このような逆転現象で供給量が摂取量を下回ることは表面的には昭和二十四年頃には解消し、その後、特に高度経済成長期以後は著しく供給量が摂取量を凌駕し、食糧資源の無駄づかいが顕著になり、最近ではこの食糧の徒費量が必要量の三〇%を超え、一つの社会問題ともなりつつある。

二、穀物偏重、蛋白質軽視の『食生活指針』

この『食生活指針』全体に流れている考え方は、当時の不足している食資源の中で、如何にして国民全体が利用できる資源量を多くし、満腹感を感じると共に、栄養不足に陥らないための工夫を考えるという発想と見られる。そのためには、まず食資源の拡大を図る必要があり、未利用資源の資源化が取り上げられている。このため、主食関連でも、代用食資源としての雑穀類、いも類が取り上げられているし、「未利用食糧資源」の項では澱粉資源としての種実類の活用、山野草、海藻の利用等が記載されている。

また、調理法についても当時の大阪市立生活科学研究所の下田吉人所長、足利千枝技師らが主導した栄養料理法の線に沿って、米は玄米飯で白米飯に比べて蛋白質・ビタミン類が多く摂れるよう工夫され、おかずの類も調理間の栄養成分損失の少ない調理方法の導入が基本として採用され、さらに一般には廃棄されるような調理屑のような物まで利用する方法等が記載されている。山野草を利用する場合でも、収穫時に無駄をなくすため、乾燥野菜を調製し、その保存利用を図ったり、漬物とするための適当な方法についての記載も詳しく、このような発想は戦後各地で起こった農村工業の勃興の起爆力となったのではないかと想像させる。

当時の日本人の食生活で穀物エネルギー比がどの程度であったかははっきりしないが、戦後割合早い頃のこの比を厚生省国民栄養調査で調べてみると、昭和二十五、二十六年頃の数値として七五・五とか七五・六%という値がある。また、この値が七五%以下になったのは昭和三十一年のことであり、これらの統計から当時はこの比はすくなくとも七五%以上あるいは八〇%近い値であったかもしれない。このことは、当時の食生活が穀物偏重の食生活であり、この『食生活指針』を発行しようとした意図の中には如何にしてそのような穀類食を可能とする食糧自給の方途を県民に教えるかが主目的として考えられていたと想像される。

このため、代用食としての雑穀利用に多くの誌面を使い、さらにこの雑穀食を補完する食糧として野菜類の自給体制の整備を教え、そのための野菜の栽培、山野草、海藻類の採取に始まり、これら食糧の乾燥保存あるいは加工方法を教えている。このような手引書を利用すれば、ある程度空腹を満たし、エネルギーを供給することはできよう。しかし、この方針で片手落ちとも思われるものに蛋白質給源、特に動物性蛋白質の給源となる食品類をどのようにして確保あるいは増産するかの視点が全く書かれていない点である。戦後すぐに行なわれた国民栄養調査の結果を見ても当時の国民平均として蛋白質摂取量は約六五グラム程度で、そのうち動物性蛋白質の占める割合は二五%程度であり、なかなか動物性蛋白質給源となる食品の摂取は困難な状況にあったことは理解できるが、蛋白質源として割かれた誌面は六九~七〇ページの実質一ページと一行に過ぎない。このほか、大豆に関する記述やくるみその他の種実類に関する記述もあるが、それにしても少ないことに驚かされる。

ここに示されている食品も、小魚類、小鳥類、蜆《しじみ》、蛙、蛇、かたつむり、いなご、食用昆虫、蜂の子、蛹、ニカメイチュウ幼虫、げんごろう、たにし等であり、小魚類、小鳥類、蜆を除いては常用の動物性蛋白質給源として利用されている食品ではない。このことからも、戦前わが国で食用食品として常用されてきた動物性食品の範囲が著しく少ないことが明らかになろう。実際には、多くの海産魚類や淡水魚類、貝類も利用されてきたし、獣肉類も鶏卵等も利用されているが、これらの、その当時一般に利用されていたものを除いてしまうと、書くことがなくなってしまっている。いなご、ばったのような昆虫類、蜂の子等の幼虫類はわが国でも過去から特に農民の間では動物性蛋白質として利用されてきたものであり、このことは、近年わが国の栄養学者がニューギニアなどへ栄養調査に出かけた場合多く経験したところであるが、彼らは全く動物性蛋白質を摂取していないにもかかわらずアミノ酸栄養では動物性蛋白質摂取の結果に類似したパターンがえられることが多いのであるが、よくよく観察していると、飛んでくる虫を瞬時に手掴みにしてすばやく口に運んでいるとのことである。過去、わが国でも、昆虫類が動物性蛋白質給源として利用されてきたので、この指針でも記載されているのであろうが、当時もう少し近代的な食糧資源に眼が向けられてもよかったのではなかろうか。

その一つとして指摘したいのは、ここでは乳類に関する記載が全くないことである。記載されているのは豆乳に関するもののみである。既に述べたように、戦時食糧の配給もままならぬ時代となり、昭和十八年学術振興会第十六小委員会が国民の栄養基準を策定した時、特に青少年の蛋白質必要量を高く設定して彼らの体位の低下を防ぐための対応策としているが、このためにもなんらかの動物性蛋白質源となる食品の増産、開発などが求められたのではなかろうか。その一つの対応策としては山羊乳なども登場すべきではなかろうか。

全国的に山羊乳の利用が盛んになるのは、戦後、滿蒙開拓団で苦労された方々が内地に引き上げて各地の開拓村で生活されるようになり、現地での生活で覚えた山羊の飼育が国内でも始まったかと考えているが、戦時中にあっても山羊乳の利用に関する情報は伝えられていただろうし、この指針の中でももっと情報としては伝達されるべきものではなかったかと思っている。さらに、戦後盛んになった養殖魚も既に静岡県から近い信州佐久では蚕の蛹等を飼料として始められており、まだまだ未利用資源を活用した動物性蛋白源となる食糧開発は当時でも可能だったと思われる。

三、児童・生徒の身長・体重の年次変化にみる戦争の影響

文部省が戦前から毎年の学童身体検査結果を学童保健統計として発表してきているが、この統計によって、小学校六年生男女の身長及び体重の年次変化を図示してみると次の図となる。

戦前の食生活は貧しくて、児童生徒の体位もよくなかったと言われているが、世界恐慌後、年々少しずつ体位も向上してきていた状況がこの図からうかがうことができる。しかしながら、特に第二次世界大戦としての太平洋戦争に突入した後は当然ながら食糧危機となり、その影響が明らかに児童生

小学６年生の身長・体重の年次変化

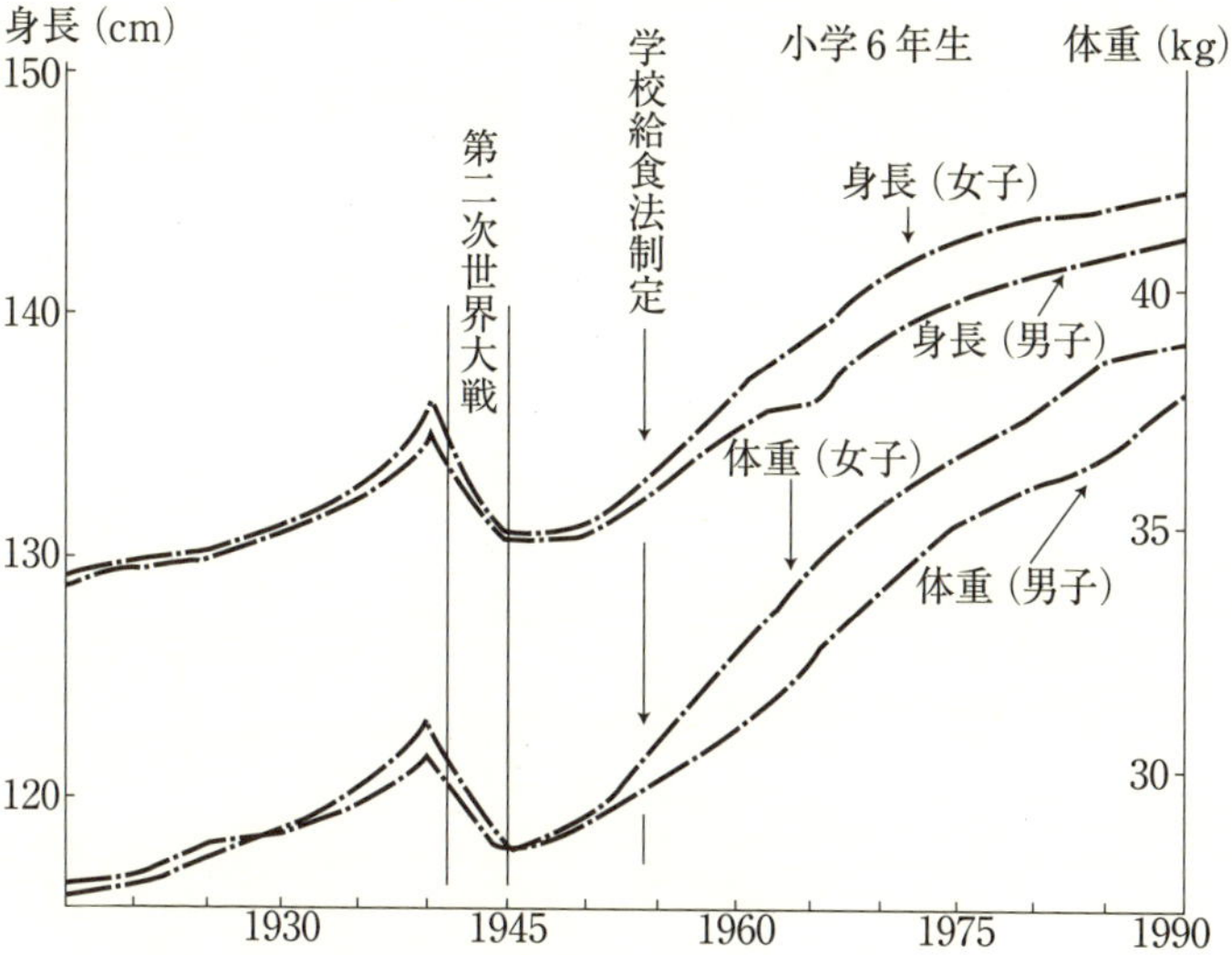

徒の体位低下となって現われている。戦後、年とともにこの低下傾向は是正され、昭和二十年代における学校給食法の制定によって学校給食が義務化され、曲がりなりにもまずコッペパンと脱脂粉乳を利用する還元牛乳による給食が始まってから、いくぶんこの体位低下傾向は是正され、さらに昭和三十年代からの高度経済成長によって体位も飛躍的に向上した。最近では、二〇歳の青年の平均身長は男子で一七二センチ、女子で一五八センチであり、昭和二十年代に比べて、男女共に著しく伸び、多くの家庭で子供の身長が両親のそれを凌駕する逆転現象が見られている。

四、為政者の反省材料としての『食生活指針』

静岡県知事としては、県民の食生活を確保するため、当時としては最大限の努力を払い、このような『食生活指針』を編纂発行し、県民に新しい知識を与えたのであるが、今五十数年が経過したところで読み返してみると、あの時、このことに言及していてもらえたならばという要求希望も多く残されている。

特に、最近、昭和一桁生まれの方々は内臓臓器の発達が悪く、他の年代の方々に比べて寿命が短いとの風評も聞かれるが、この世代の人々は最大成長期に十分の食糧、特に動物性蛋白質の摂取においてハンディキャップをうけていたことが、このような風評を生む因子ともなっているのであろう。

為政者は単にその時において最大限の配慮をすることが必要であるのみならず、後世に対しても大きな責任のあることが、この指針からも読み取れ、政治家の皆さんの反省材料としても活用していただきたいと思った次第です。

（昭和女子大学学長）

終戦直後の食生活——私の食事記録から——

松下《まつした》　幸子《さちこ》

はじめに

静岡県発行の『食生活指針』を見て、まず意外に思ったのは、「緒言」の日付が昭和二十年八月十五日とあることだった。これは、それまでに本書の編集は完了しており、たまたま発行が終戦の月になったものと想像されるが、あの緊迫した情勢の中で、よくこのように詳細で懇切丁寧な記述ができたものと感銘を受けた。

私は江戸時代の食文化を研究しているが、当時は飢饉が多かったため数多くの救荒食物書が発行されており、『食生活指針』の内容は、それらを思い起こさせる。とくに「主食および代用食」の部分は、天保四年（一八三三）刊の大蔵永常編『竈《かまど》の賑ひ』を連想させ、「未利用食糧資源」の内容は、天明三年（一七八三）に米沢藩が領民に頒布した『かてもの』を思わせる。

そして緒言を見ると、「今後我が国のうくべき苦難の道、耐乏の生活は尋常ならざるものがありましょう」「今回の終戦に伴いまして、軍隊、工員等の復員、戦災に依る保有食糧の喪失等により食糧事情は一層困難な状況に立ち至りますことを覚悟しなければならないと思います」などとあり、当時の生活がまざまざと思い出された。

終戦の年はもう半世紀以上の昔になり、当時二〇歳、東京女子高等師範学校（現在のお茶の水女子大学）家政科三年生だった私も、間もなく喜寿を迎える年齢になり、この機会に私の体験した終戦直後の食生活の実態をお伝えしたいと思い立った。

過去の歴史のように語り継がれている神宮外苑での学徒出陣を見送った女子学生の一人でもあり、多くの生命が失われた戦争の一面を、食生活を通して若い人たちに知ってほしいという願いもある。たまたま終戦直後の私自身の食事記録が手許にあった。これは東京女高師三年と四年の時に、栄養学の授業の宿題として記録したものらしい。当時は紙も不足していたので、記録した用紙の質も悪く、かなり変色しているが、自分では貴重なものと思い大切に保存していた。

食事記録は二冊あり、一冊は私が三年生の時のもので、昭和二〇年一二月一五日から二一年一月三一日までの四八日間の食事の献立で、使用食品名と数量を記入し、熱量と蛋白質も計算してある。もう一冊は四年生になってからのレポートで、昭和二一年の六、七、八、九月の摂取食品の記録で、六月六日から九月三〇日までの毎日の献立と摂取食品が、一か月ごとに表にまとめてあり、栄養価の計算はない。

同じ終戦直後であっても、地方により生活階層により食事内容はそれぞれに違っているので、当時の一例として見ていただければと思い、次に概略をまとめてみた。なお、私の住所は埼玉県浦和市（現在さいたま市）、関東地方の中・小都市で、両親と姉二人の五人家族で暮らしていた。

一、昭和二〇年冬の食事記録

先にも記したが、昭和二〇年一二月一五日から二一年一月三一日までの四八日間の記録である。この一冊にはざら紙が二枚はさんである。古びて褐色がかっているが、これは、指導された先生が皆の提出した記録を集計し、その結果を謄写印刷して配布してくださったものである。このプリントの最初には、調査の目的、対象、時期、場所、方法などが次のように記されている。

「昭和二〇年冬季に於ける摂取量に関する調査」

この調査は余の指導する東京女子高等師範学校家政科三年生並に東京女子臨時中等教員養成所家政科二年生が、昭和二〇年冬休間に行ったものを総括したものである。

(1)調査の時期　昭和二〇年一二月より二一年二月迄。即ち終戦後叫ばれた一月危期《ママ》を中心としている。

(2)調査の場所　各自の帰郷先。

(3)調査の方法　各自の家庭に於て前記期間に於て一ヶ月毎日の摂取量を秤量し、それより養価算定表によって、一人一日当り熱量並に蛋白質量を算出し更に一ヶ月の平均値を求めた。

表1　地域別・都鄙別摂取熱量並に蛋白質量

	大都市			中小都市			農山漁村			地域別度数
	熱量(kcal)	蛋白質(g)	度数	熱量(kcal)	蛋白質(g)	度数	熱量(kcal)	蛋白質(g)	度数	
北海道				1800.8	56.2	2				2
東　北				2620.8	93.2	2				2
関　東	2194.9	74.7	25	2808.0	71.9	5	2278.9	62.9	12	42
中　部				2218.6	88.8	4	2097.8	62.7	5	9
関　西	1701.5	56.1	2				2196.2	78.0	2	4
四　国				1483.0	55.0	1	2073.0	52.3	1	2
中　国				1992.3	64.8	2	1424.6	43.3	1	3
九　州	2024.0	70.1	1	1808.0	62.1	1	3207.8	91.0	1	3
都鄙別平均	2153.5	73.2	28	2576.1	74.2	17	2224.2	64.1	22	67

表2　都鄙別配給摂食量の総量に対する割合

	大都市		中小都市		農山漁村	
	熱量(kcal)	蛋白質(g)	熱量(kcal)	蛋白質(g)	熱量(kcal)	蛋白質(g)
配給量/総　量 %	52.46	42.72	40.43	33.93	—	—

印刷された集計結果の中から二つの表をそのまま、表1、表2として示した。表1に度数とあるのは人数のことで、調査対象は六七名である。都鄙別でみると、熱量、蛋白質ともに中小都市が農山漁村より多く、中小都市も地方より関東地方の方が多い。

表2の配給摂取量の総量に対する割合が、大都市より中小都市の方が少ないのは、中小都市が大都市より配給以外の食料が入手しやすかったためだろうか。表の数字を見ていると、四国出身の二人は誰だったろうかなど、いろいろなことが思い出されてくる。

なお、レポートには中等労作の二〇歳の女子の基準要求量は熱量は二〇〇〇キロカロリー、蛋白質は六五グラムと『栄養学概論』からの引用が記してある。

以上が一か月の六七名の平均値であるが、私の記録は四八日間記入してある。献立のほか、食品の摂取量を秤量して、食品ごとに熱量と蛋白質を計算しているが、私の場合は食品重量を正確なものとする自信はなく、したがって栄養価の計算結果もおよその数字になる。

熱量の平均は一日二〇一九キロカロリーで、最大が一月三日の三〇三二キロカロリー、最小が一月二一日の一五九九キロカロリーであった。四八日分の中から熱量が最大と最小の二日分の献立を表3に示した。

一月三日の夕食のご馳走は朝、昼との差が大きく、おそらく来客か何か特別の食事だったのだと思う。終戦直後では空前絶後の豪華さだが、現在の目で見れば平凡な日常食に過ぎない。

献立中の動物性食品は多分配給品であろうし、雑煮の餅はキビ餅となっている。紅茶にわざわざ砂糖と記入してあるのが、甘味への飢えを思い出させる。二一日はよほど空腹だったのか、間食が少量ずつ三種ある。なお四八日間の一日平均摂取食品数は一八品目である。

当時の食料事情を『近代日本食文化年表』（小菅桂子著、雄山閣）で見ると、昭和二〇年は、

○六大都市の主食配給が一割減の二合一勺となる。

○八月二〇日に新宿の焼け跡に闇市ができる。闇値は公定価格の三〇～四〇倍。

表3　昭和21年1月3日、1月21日の献立

日付	食別	献立と材料
一月三日	朝	雑煮（キビ餅・サトイモ・ネギ）、煮物（ヤツガシラ）、ダイコン糠みそ漬
	昼	ダイコン入雑炊、煮物（ヤツガシラ・コンブ）、ダイコン糠みそ漬
	夕	五目すし（高野豆腐・ニンジン・ゴボウ・シイタケ）、みそ汁（ブタニク・ネギ）、煮物（ヤツガシラ・ニンジン・ゴボウ）、イワシのフライ、数の子、なます（ダイコン・ニンジン）、さらさいも（ジャガイモ・ニンジン・ネギ）、しょうゆ豆（ダイズ）
	間	海苔巻餅、みかん、紅茶（砂糖）
一月二一日	朝	麦飯、みそ汁（ネギ・煮干）、ダイコン糠みそ漬
	昼	麦飯、みそ汁（ネギ・煮干）、きんぴら（ニンジン・ゴボウ）、目刺（イワシ）、菜漬物
	夕	麦飯、イワシ塩焼、みそ汁（ダイコン・煮干）、菜漬物
	間	サツマイモ、するめ、かちぐり

○都市から買出し部隊一日に一八万人。
○米の収穫量が五八七万トンで前年比の六八・八パーセントに。
○飛行機の余剰軽金属でつくったパン焼き器が流行。

などとあり、六八歳の永井荷風は『断腸亭日乗』の中の昭和二一年一月一日の記事に「朝飯を節するため褥中《じょくちゅう》に書を読み、正午に近くなるを待ち階下の台所に行き葱と人参とを煮、麦飯の粥をつくりて食ふ。飯後炭火なければ再び寝床に入り西洋紙に鉛筆もて売文の草稿をつくる」と記している。

二、昭和二一年夏の食事記録

昭和二一年六、七、八、九月の摂取食品記録では、食料不足は前述の二〇年一二月と二一年一月に比べて一層きびしくなっている。

このレポートは献立と摂取食品の種類が、一か月分ずつそれぞれ一覧表の形でまとめてあり、四か月分で八枚の表と、各月の摂取食品数、配給状態、感想とを記した総括の一枚の表からなる。総括の表から各月の情況をかいつまんで記すと次のようになる。

六月は一日平均一二・六品目の摂取食品で、配給の主食は米、押大麦、短めんなどである。イワシ、ニシン、イカなど魚類の配給も時々あり、一日に一回は何らかの動物性食品を口にしている。野菜類はキャベツ・ニンジン・ダイコン・フダンソウ・ジャガイモなどが多く、配給と家の庭で栽培したものと半々くらいだった。

献立を見ると、主食は麦飯に昆布などを入れたまぜ飯が多く、時に雑炊や短めんの煮込うどんがある。目につくのは毎日葛湯を間食にしていることで、これは主食の代替として片栗粉の配給があったためらしい。

七月になると、一日の食品数は平均一一・四品目となり、配給の主食は米が少なくなり、押大麦、小麦粉、それにジャガイモも代替主食となる。したがってすいとん・雑炊・焼きパンがまぜ飯のほかに多くなる。焼きパンとあるのがどのようなものだったか記憶にないが、材料として、大麦粉・小麦粉・ワカメ・フダンソウ・みそなどがあるから、これらを水で溶き、フライパンで焼いたものらしい。麦飯とあるのは米と大麦をまぜたものを指していたが、七月二五日の備考に、「本日以後飯とは大麦のみ」と記入しているので米は入手できなくなったらしい。

八月は最も窮乏した月で米は八日に一人三合の配給があっただけで、みその配給もなくなっている。コレラ菌のおそれとかで魚の配給も少なかったらしく、ニシン・するめが献立に時々あるのは乾物のためと思われる。野菜類では庭でつくったインゲン・フダンソウ・ツルナ・ナス・シロウリなどをよく使っている。カボチャも庭にあったように思うが配給もあったようで、すいとんや雑炊には大抵カボチャが入っている。八月後半は空腹でつらかったようで、気力が衰えて万事に消極的になったと感想に記している。

八月の一日平均摂取食品数は九・三品目で、最も少ない日は二四日の六品目で、大麦・カボチャ・ネギ・ナス・するめ・油で、備考に「一日約九〇〇キロカロリー」とある。しかし、この日は空腹感は中程度としているので、「甚だしい空腹感」と記入のある五日分の献立を表4にまとめた。

表4を見ると、記録が不備で、パンとあるのは内容がわからないし、ふかしまんじゅうも塩あんと思われる。スープが二回あるが、みそが不足で塩味にした汁をスープとしたらしい。空腹に堪えながら、このような食事をしていたあの頃だが、食べるものがあったのはよい方で、栄養失調で生命を失

表4　昭和21年8月のとくに食料不足の5日分の献立

日付	食別	献立と材料
八月四日	朝	すいとん（大麦粉・ジャガイモ・ツルナ）
	昼	蒸ジャガイモ、みそ汁（ナス・ツルナ）、ニシン焼物
	夕	雑炊（大麦・米・ジャガイモ・ネギ）、すいとん（小麦粉・片栗粉・ジャガイモ・タマネギ）
八月一一日	朝	雑炊（大麦・米・ナス・インゲン）
	昼	すいとん（大麦粉・インゲン・カボチャ）
	夕	まぜ飯（米・大麦・昆布・トウモロコシ）、ナス油いため、漬物（ナス・シロウリ）、トマト
	間	パン（材料不明）
八月一五日	朝	雑炊（米・大麦・ジャガイモ）、梅干
	昼	煮込うどん（うどん・ジャガイモ・ナス・インゲン）、ふかしまんじゅう（小麦粉・小豆）
	夕	まぜ飯（米・大麦・ジャガイモ）、油炒め（ナス・インゲン）、漬物（ナス・シロウリ）
	間	するめ
八月二七日	朝	雑炊（大麦・ナス・ネギ）、漬物（シロウリ）
	昼	焼きパン（大麦粉・ネギ）、スープ（カボチャ・ネギ・煮干）、煮物（ほしいも）
	夕	雑炊（大麦・カボチャ・ネギ）、煮物（インゲン）
	間	トウモロコシ、マクワウリ、するめ
八月二八日	朝	雑炊（米・ほし芋・ネギ）、梅干
	昼	焼きパン（小麦粉・ネギ）、煮物（カボチャ）、雑炊
	夕	蒸ジャガイモ、スープ（ゴボウ・イモ・ネギ）

う人も多い時期だった。

九月に入ると米やサツマイモの収穫があって食料事情はやや好転し、五日には一人七合の米の配給がある。一四日にはサツマイモ一人二貫目、一九日には小麦粉一人二〇〇匁の配給がある。一〇日にはお月見で米粉団子も作っているし、空腹感を特記した日は見当たらない。

以上、昭和二〇年、二一年の食事記録を手がかりに、当時の私の食生活を思い返してみたが、食料豊富な現在との差があまりに大きくて、実際に体験したあの時代のことが、現実のことではなかったようにさえ思えてくる。『食生活指針』は、平和な現在の毎日を、感謝しながら大切にするように教えてくれたようである。

（千葉大学名誉教授）

著者　静岡県
解題者（執筆順）
今村　純子
豊川　裕之
田村真八郎
福場　博保
松下　幸子
編者　農文協書籍編集部

復刻　昭和二十年八月　食生活指針
——敗戦を生き抜いた知恵　人間選書 240

2002年3月5日　第1刷発行

著　者　静　岡　県

発行所　社団法人　農山漁村文化協会
郵便番号 107-8668　東京都港区赤坂7丁目6-1
電話　03（3585）1141（営業）　03（3585）1145（編集）
FAX　03（3589）1387　振替　00120-3-144478
URL　http://www.ruralnet.or.jp/

ISBN 4-540-01189-8　DTP制作／吹野編集事務所
〈検印廃止〉　印刷／（株）新協

製本／根本製本（株）
Printed in Japan　定価はカバーに表示
乱丁・落丁本はお取り替えいたします。

人間選書より

〈食文化〉

7　日本民族の自立と食生活　農文協文化部編　1050円

73　管理される野菜　商品流通と品質主義　農文協文化部編　1260円

78　短命化が始まった　長寿村での食意識の変化　農文協文化部編　1280円

107　台所ともだち　鍋・釜・七輪・まな板・包丁・すり鉢・飯台　村上昭子著　1365円

115　「食生活指針」の比較検討　栄養素から献立へ　山路健著　1365円

134　食卓のパロディー　アンチ・グルメの辞典　椎名重明著　1370円

139　東西の食文化　日本のまんなかの村から考える　大石貞男著　1680円

147　ニッポン劣等食文化　「つくる」と「たべる」の間　山路健著　1377円

162　牛肉と日本人　和牛礼讃　吉田忠著　1650円

178　日本の焼肉　韓国の刺身　食文化がナイズされるとき　朝倉敏夫著　1950円

183　肉食文化と魚食文化　日本列島に千年住みつづけられるために　長崎福三著　1760円

196　知りたがりやのガン患者　種村エイ子著　1330円

〈農業・食料〉

34　百姓入門記　小松恒夫著　1200円

52　日本の自然と農業　山根一郎著　1050円

53　農業にとって土とは何か　山根一郎・大向信平著　1050円

54　農薬なき農業は可能か　大串龍一著　1050円

55　有機農法　自然循環とよみがえる生命　J・I・ロディル著　一楽照雄訳　1950円

57　農業にとって生産力の発展とは何か　椎名重明著　1050円

58　農業にとって進歩とは　守田志郎著　1300円

59　水田軽視は農業を亡ぼす　吉田武彦著　1050円

（価格は税込み。改定の場合もございます。）

人間選書より

60 戦後日本農業の変貌　成りゆきの30年　農文協文化部編　1050円
62 農学の思想　技術論の原点を問う　津野幸人著　840円
91 百億人を養えるか　21世紀の食料問題　ジョゼフ＝クラッツマン著　小倉武一訳　1260円
93 農　法　豊かな農業への接近　守田志郎著　中岡哲郎解説　1300円
96 農業は農業である　近代化論の策略　守田志郎著　室田武解説　1260円
97 日本農業は活き残れるか　上　歴史的接近　小倉武一著　1365円
100 農文協の「農業白書」　食と農の変貌　農文協文化部著　1260円
111 日本農業は活き残れるか　中　国際的接近　小倉武一著　1575円
116 日本農業は活き残れるか　下　異端的接近　小倉武一著　1680円
156 小農本論　だれが地球を守ったか　津野幸人著　1631円
173 農業にとって技術とはなにか　守田志郎著　徳永光俊解説　1950円

---

179 むらがあって農協がある　守田志郎著　川本彰解説　1900円
180 むらの生活誌　守田志郎著　内山節解説　1630円
188 小さい農業　山間地農村からの探求　津野幸人著　1850円
189 農業を考える時代　生活と生産と文化をさぐる　渡部忠世著　1940円
194 日本農法の水脈　徳永光俊著　1840円
195 過剰人口　神話か　脅威か？　ジョゼフ・クラッツマン著　小倉武一訳　1630円
198 エンジニア百姓事始　岡田幸夫著　1470円
199 食の原理　農の原理　原田津著　1470円
200 むらの原理　都市の原理　原田津著　1470円
216 原点からの農薬論　生き物たちの視点から　平野千里著　1600円
233 日本農法の天道　現代農業と江戸期の農書　徳永光俊著　1850円

（価格は税込み。改定の場合もございます。）

人間選書より